JN111435

YORi-SOU BOOKS

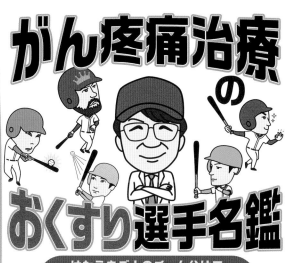

がん疼痛治療のおくすり選手名鑑

はたらきごとのチーム分けで
特徴・使い分け・ケアポイントが
パッとつかめる!

【編著】

下山理史

愛知県がんセンター 緩和ケア部　部長

MC メディカ出版

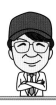

　医療福祉分野で、現在どの場面でも必要とされていることの一つが緩和ケアです。がん診療においても必要なことはいうまでもありません。緩和ケアでは、さまざまな取り組みが行われるわけですが、そのなかでも症状の緩和という観点で考えると、何よりまず対応してほしい症状の一つが「痛み」です。

　がん患者の痛みは以前に比べ、かなり緩和されるようになってきました。しかし実際の臨床では、痛みに苦しむ患者さんがまだまだ多くいるのが現状です。以前、とある会で患者さんの声を聴きました。「緩和ケアを誰が担うかということは、正直なところ患者にとってはどうでもいいことなのです。誰でもいいから、とにかく今ある痛みを早く取ってほしいのです」「（「基本的緩和ケアを一般医療者の誰もが提供できるにはまだまだ時間がかかるかもしれない」という言葉を受け）私たちはいったいいつまで待てばいいのですか？　痛ければ痛みを取ってほしいという当たり前のことを訴えているだけなのに、いつになったら痛みから解放されるのですか？」。これはとても重い声だと思います。

　「痛みには痛み止め」とひと口にいっても、いろいろな痛みがあり、それぞれに適した痛み止めの知識が必要になります。"痛みを適切に評価し対処する"という当たり前のことを行う際に、まずは鎮痛薬の基本的な知識を楽しく身に着けていただきたいとの思いから、本企画が生まれ、『プロフェッショナルがんナーシング』（2016年）で特集しました。そして、なんとこのたび、この企画が全面リニューアル＆パワーアップし書籍化されるということになりました。

　2021年、ロサンゼルス・エンジェルスの大谷翔平選手の大活躍で大いに盛り上がった野球は、日本でも国民的スポーツの一つです。同様に、2人に1人ががんになる時代、がんは国民病ともいえる疾患です。そのなかで痛みは最もつらい症状の一つに数えられ、がん患者さん・ご家族の多くがその痛みに悩まされています。その痛みを少しでも早く和らげ、その人らしい生活を送ることができるようなお手伝いが誰でもできるようになるために、そして、そのために必要な薬剤

の特徴を知り、それをふまえて適切な痛み止めの使用ができるようにするために、各種の鎮痛薬や、いわゆる鎮痛補助薬を野球におけるリーグにたとえてペインリーグと銘打ち、第一線でご活躍されている、緩和ケアに精通した先生がたにその特徴などをわかりやすくご解説いただきました。

本書では、痛み止めを5つのリーグに分けています。オピオイドを「オ・リーグ」、NSAIDs を「エヌ・リーグ」、アセトアミノフェンを「ア・リーグ」、神経障害性疼痛薬を「ニュー・リーグ」、鎮痛補助薬を「エー・リーグ」としています。

オ・リーグに属するオピオイドは、弱〜中等度の痛みに対するコデインリン酸塩やトラマドール、中〜高度の痛みに対するモルヒネ、ヒドロモルフォン、オキシコドン、フェンタニル、タペンタドール、メサドンを擁しています。このリーグはたいへんな強豪ぞろいであり、どれをとってもこれだけで勝負ができてしまうような存在である一方で、特徴や状況に合わせて適切に使わないと、折角の力も持ち腐れになってしまう（副作用で悩んだり、服薬コンプライアンスが悪くなることで患者さんの不利益になってしまったりする）、そんな薬ばかりです。

エヌ・リーグは、がん以外でも幅広く使われる NSAIDs（non-steroidal anti-inflammatory drugs：非ステロイド性抗炎症薬）で、オールラウンドプレイヤーをそろえたラインナップです。時として、オ・リーグの薬剤のお株を奪ってしまうようなすばらしい働きをみせる場合もある（たとえば、骨転移のときなどには、状況によってはオピオイドよりも NSAIDs のほうが効果的であることはしばしば経験しますね）くらいです。

ア・リーグは、歴史のあるチームです。少し前までは小さい規格しかありませんでしたが、近年、1,000mg 静注薬や 500mg 錠、400mg 坐剤などが出てきたために再び注目を集めています。何より副作用が少ないことも魅力の一つです。いぶし銀の活躍が期待できるといってもよいかもしれません。

さらに書籍化にあたり、新たなラインナップに加わったのが、ニュー・リーグ、エー・リーグ、そして、ちょっとお得なロッカールームです。

ニュー・リーグでは、主に神経障害性疼痛に対し使用する代表的な薬剤を集めました。つい20年前までは、この手のお薬はコアな先生がたしか使わなかったものですが、現在では、多くの主治医が比較的手軽に処方するようになっています。しかし、まだ、その作用機序に基づいた使いかたやちょっとした使いかたのコツについてはあまり知らないかたがたも多いかと思います。ぜひお読みいただき、明日からの臨床に役立てていただけるとよいかと思います。

　エー・リーグは、そのほかの鎮痛に寄与する薬剤をまとめてみました。これらは、直接鎮痛にかかわる印象は少ないかもしれませんが、ここぞというときにとても大きな力を発揮する薬剤ばかりです。しかも、案外忘れていることもあり、使ってみたらすっきり楽になった、なんてこともしばしば経験する薬剤です。「この際一緒に学んでしまえ！」ということで、ちゃっかり入れ込ませていただきました。

　そして、何より私がぜひともこの書籍化にあたって入れていただきたいとお願いしたのが、このロッカールームです。ロッカールームは、きっと、試合の最中、また試合後に本音で語り合えたり、うれしさやくやしさを発散できたりする場所だと思います。まさに今回はこのロッカールームで、薬剤以外の疼痛緩和方法や薬剤に伴うさまざまな臨床的な悩みを解決するためのとっておきのコーナーとして、お読みいただければと思います。必ず役に立つ知識ばかりです。

　すっかり前置きが長くなりましたが、簡単に各リーグの説明を加えさせていただきました。早速本編にて、今をときめく執筆者の皆さんからいただいた珠玉の解説を楽しんでください。これを読めば、あなたも明日から野球に詳しく……ではなく、鎮痛薬や鎮痛補助薬などにさらに詳しくなり、きっと患者さんやご家族のつらさをこれまで以上に和らげることができるようになるベース（土台）ができること間違いなしでしょう。

　2022年1月

下山理史　愛知県がんセンター 緩和ケア部　部長

Contents

1 イニング チーム力分析と 選手采配の考えかた

2 イニング チーム&選手紹介

オ（opioid）リーグ （オピオイド）

Contents

ロッカールーム

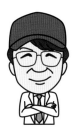

薬剤・製品名一覧

編著・執筆者一覧

編　著	下山理史	愛知県がんセンター 緩和ケア部　部長

執筆項目	執　筆	所　属
ペインリーグ開幕！	下山理史	愛知県がんセンター 緩和ケア部　部長
1イニング　1		
1イニング　2	中山隆弘	飯塚病院 連携医療・緩和ケア科
	田上恵太	東北大学大学院 医学系研究科 緩和医療学分野　講師
1イニング　3	田上恵太	東北大学大学院 医学系研究科 緩和医療学分野　講師
2イニング　1 チーム紹介、1〜9	渡邊紘章	在宅緩和ケア あすなろ医院　院長
2イニング　2 チーム紹介、10〜12	山代亜紀子	洛和会音羽病院 緩和ケア内科　副部長 兼 部長代理
2イニング　3 チーム紹介、13〜15	矢吹律子	筑波メディカルセンター病院 緩和医療科　医長
2イニング　4 チーム紹介、16〜19	余宮きのみ	埼玉県立がんセンター 緩和ケア科　科長
2イニング　5 チーム紹介、20	久保麻悠子	佐賀県医療センター好生館 緩和ケア科
2イニング　6 チーム紹介、21、22	石黒 崇	岐阜市民病院　緩和医療センター長／呼吸器内科部副部長
2イニング　7 チーム紹介、23〜27	木村智政	きむらクリニック 麻酔科　院長
2イニング　8 チーム紹介、28	浅井泰行	在宅緩和ケア あすなろ医院 緩和ケア科
2イニング　9 チーム紹介、29〜36	坂本雅樹	名古屋徳洲会総合病院 緩和ケア外科　部長
2イニング　10 チーム紹介、37〜40	十九浦宏明	医療法人社団御波会 あかり在宅クリニック　院長
2イニング　11 チーム紹介、41〜46	平塚裕介	竹田綜合病院 緩和医療科　科長／東北大学大学院 医学系研究科 緩和医療学分野　非常勤講師
2イニング　12 チーム紹介、47〜51	松岡弘道	国立がん研究センター中央病院　精神腫瘍科科長／支持療法開発センター
2イニング　13 チーム紹介、52、53	大西佳子	京都市立病院 緩和ケア科　部長
2イニング　14 チーム紹介、54		
2イニング　15 チーム紹介、55、56	長谷川貴昭	名古屋市立大学病院 緩和ケアセンター　助教
2イニング　16 チーム紹介、57		
2イニング　17 チーム紹介、58、59	吉村章代	愛知県がんセンター 乳腺科部　医長
ロッカールーム　1(1)	田中 寛	医療法人誠仁会 塩原病院 放射線治療科
ロッカールーム　1(2)	佐藤洋造	がん研有明病院 超音波診断・IVR 部　副部長
	松枝 清	同　部長

執筆項目	執筆	所属
ロッカールーム 1(3)	柳原恵梨	静岡県立静岡がんセンター 緩和医療科 医長
ロッカールーム 1(4)	山口重樹	獨協医科大学 医学部麻酔科学講座 教授
ロッカールーム 1(5)	足立康則	愛知県厚生農業協同組合連合会 安城更生病院 緩和ケア内科 緩和医療センター長／緩和ケア内科代表部長／特任院長補佐
ロッカールーム 2(1)	大津裕佳	三菱京都病院 看護部 緩和ケア病棟 副師長／緩和ケア認定看護師
ロッカールーム 2(2)	岡山幸子	宝塚市立病院 看護部 緩和ケア病棟 看護師長
	大西アイ子	同 看護副部長
ロッカールーム 2(3)	林 ゑり子	横浜市立大学 医学部看護学科 がん看護学 がん看護専門看護師
ロッカールーム 3(1)	南島翔太	愛知県がんセンター リハビリテーション部 作業療法士

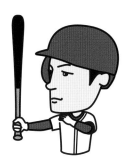

選手名鑑のみかた

⚾ チーム紹介

各チームの１・２ページ目では、チームの特徴や強み・弱みと注目ポイントを紹介！

加入選手（2017年以降）
2017年以降に発売となった新規薬剤

打順（選択順）
所属選手（薬剤）の規格（投与経路）と選択順

チャートでみるこのチームの特徴
チームの特徴をチャートでざっくり展開（チャートのみかたは以下）

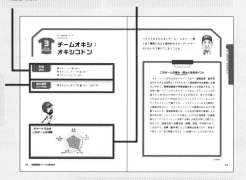

⚾ 主力選手紹介

各チームの３（４）ページ目より、各薬剤の特徴と注目ポイントを解説！

各薬剤DATA（項目は薬剤による）
使いかた、剤形、規格、開始用量、薬物動態（効果発現時間、Tmax、T1/2）、投与間隔、１日の投与回数

ファン（患者さん）へのメッセージ
その薬剤について、患者さんに伝えておきたいこと

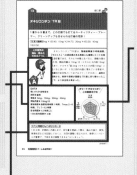

レーダーチャートのみかた
- 経済性：【1. 高価】→【5. 安価】
- スイッチのしやすさ：【1. スイッチしづらい】→【5. スイッチしやすい】
- 使いやすさ：【1. 使いづらい】→【5. 使いやすい】
- 副作用コントロール：【1. コントロールしにくい】→【5. コントロールしやすい】
- 剤形・規格の豊富さ：【1. 少ない】→【5. 多い】

＊スイッチ：他のオピオイド・非オピオイドから対象のオピオイド・非オピオイドへ、あるいは対象のオピオイド・非オピオイドから他のオピオイド・非オピオイドへの切り替え

＊「スイッチのしやすさ」：鎮痛補助薬は「切り替えのしやすさ」で表示

各薬剤の特徴をズバリまとめた打者タイプ

三冠王
汎用性が高く調整もしやすい。使いやすいため疼痛管理の中心的な役割を担う

ホームランバッター
「ここぞ」というときなど、限定的な使いかただが、得意な痛みには絶大な効きめをみせる

中距離ヒッター
よく効くが副作用もそこそこ出やすい。複数ラインナップから使い分けるため、采配の妙の見せどころとなる

選球眼
汎用性は高くないが、投与される状況によって重宝される

トップバッター
出塁率の高さと、足の速さがウリ。球筋を見極め、確実に塁を進めるために欠かせない試金石（レスキュー薬）

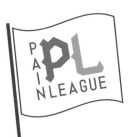

1 イニング

チーム力分析と
選手采配の考えかた

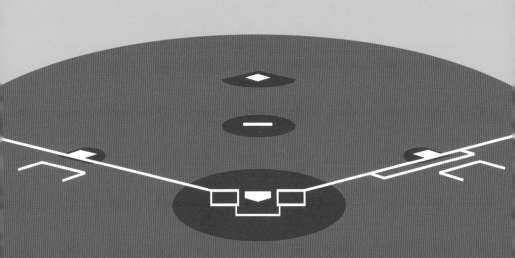

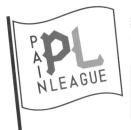

1 ペインリーグのなりたち

～各クラスエフェクトの特徴と使い分け～

下山理史（しもやま・まさふみ）愛知県がんセンター 緩和ケア部　部長

はじめに

　がんの痛みに対して用いる痛み止めには、いわゆる鎮痛薬から鎮痛補助薬などまでさまざまあります。ひと昔前までは（と言っているあたり、私もなんだか歳をとったなぁと感じますが……）痛み止めはひとまず出せるけれど、「薬の変更？　量の調整？　よくわからないから緩和（ケアチームの看護師さんたち）にお願いしてみて」「鎮痛補助薬？　なんだそれ？　こんなのいつもほかの科の先生たちが使う薬だから自分たちでは出せない出せない」、といった感じでした。

　しかし、今や、緩和ケアチームで回診をしたり、緩和ケア外来でコンサルテーションを受けたりしていると、「自分たちでも工夫しているんだけれど、**最近になって薬の種類や剤形が増えてきて、何をどう使うとよいのか、どれがどんなときに使いやすいのかがよくわからない**」という声を聞くことが増えてきました。今回は、**鎮痛薬（がん疼痛治療薬）、鎮痛補助薬、そのほかの鎮痛にかかわる薬**などに関して、最前線でご活躍の先生がたに解説をしていただいています。ここでは、"ペインリーグ開幕"にあたって、それぞれの位置づけや使い分けを考えてみたいと思います。

オピオイド

1. オピオイドのなりたちと特徴

　「オピオイド（opioid）とは、麻薬性鎮痛薬やその関連合成鎮痛薬などのアルカロイドおよびモルヒネ様活性を有する内因性または合成ペプチド類の総称である」[1]とされています。少しわかりやすくいえば、体のなかにはさまざ

≡ オリーグ ≡

チーム
モルヒネ

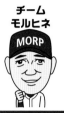

リーグで一番伝統のある
チーム。選手層も厚く、
痛みから呼吸困難まで幅
広く対応可能。

チーム
ヒドロモルフォン

オ・リーグに新風を吹き込
んだ期待の新星チーム。
高齢者から腎機能低下
の患者まで幅広いファン
層が支持！

チーム
オキシコドン

バランスのとれたよいチー
ム。まず第一に使われる
ことも多くなってきている、
もはやベテランスターチー
ム。

チーム
フェンタニル

突出痛対策での注目株。
守備範囲は狭いが確実
に痛みをとってくれる玄人
好みのチーム。

チーム
タペンタドール

第三段階オピオイドとして、
また第二段階レベルでも
使える機動力を兼ね備え
たタペンタ®が主戦力。
神経障害性疼痛にも！

チーム
コデインリン酸塩

今や「独立リーグ」の薬
剤！ 咳嗽・呼吸困難を
合併したがん疼痛に使え
る、"玄人好み"のチー
ム！

チーム
トラマドール

徐放錠が加わり、オール
ラウンドな好打者ぞろいの
幅広い布陣を誇る。序盤
から中盤まで堅実なチー
ム！

チーム
メサドン

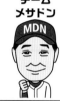

孤高の選手は、当たると
場外満塁ホームラン！
だけどクセが強いから要注
意のホームランバッター。

≡ エヌリーグ ≡

チーム
エヌセ

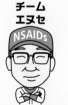

痛みの治療に欠かせない
おなじみの薬だが、重大
な副作用が隠れているの
で注意！

≡ アリーグ ≡

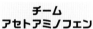

チーム
アセトアミノフェン

2013年のアセリオ®加
入以降、さらにファンが
急増。小児〜高齢者ま
で、幅広く愛される老舗
球団。

**チーム
ニューロ**

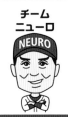

**チーム
ディプレ**

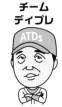

**チーム
アリス**

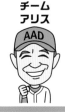

**チーム
エヌエムディーエー**

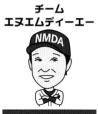

鎮痛補助薬のなかでも有名選手が属するチーム。ベテラン選手と新加入選手の特徴を理解して、痛みに応じて使い分けを！

エー・リーグで伝統のあるチームの一つ。リーグのなかでは選手層も厚いほうだが、使いかたに少し注意。

イライラしているときの頼みの綱。神経細胞の過剰興奮を鎮め、ファウル乱発からヒットに導き、"大人な"対応を。

オピオイドがなかなか効かない痛みにも対抗でき、ここぞというときに頼りになるホームランバッター。

════════ エーリーグ ════════

**チーム
コルチ**

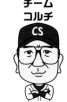

**チーム
セントラル**

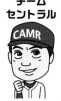

**チーム
ボーン**

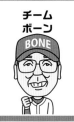

伝統あるチームで、ペインリーグ以外のリーグ（吐き気、呼吸困難、倦怠感）にも幅広く参戦するチーム。

覚えている？　忘れられている？　（筋）緊張感のないゆるゆるチーム。三叉神経痛、筋痙縮を伴う痛みに！

どんな骨転移にも対応できるビスホスホネートと、そんな万能打者より効果が高いデノスマブの混成チーム！

　　まな症状の引き出しがあり、それぞれ鍵がかかるようになっています。症状が出ているときにはその鍵がかかっていなかったり、あるいはかかっていたはずなのに外れていたりするわけですが、痛みを発する引き出し（身体の痛みが体に閉じこもっていると想像してください）にもやはり鍵がかかるようになっています。その引き出しの鍵穴のことをオピオイド受容体といいます。

　　その鍵を開ける働きをしているのがオピオイドだと考えると、鍵穴（オピオイド受容体）に鍵（オピオイド）を差し込んで、なかに閉じ込められている痛みを外に開放する役割を果たしてくれるわけですから、痛みから解放さ

れるというわけです。

2. 鎮痛薬のなかでオピオイドはどんな位置づけ？

　オピオイドには、麻薬性のもの（モルヒネ、コデインリン酸塩、フェンタニル、オキシコドン、タペンタドール、メサドンなど）と、非麻薬性のもの（ペンタゾシン、ブプレノルフィン、トラマドールなど）があります。ただし、非麻薬性薬剤のなかでも、ペンタゾシンやブプレノルフィンは麻薬拮抗性鎮痛薬といわれており、その名のとおり**麻薬と拮抗する働き**をもつため、せっかく**医療用麻薬で痛みを和らげようとしていても、鎮痛効果がなくなってしまう可能性**があります。そのため、がん疼痛に対して使用するときは十分な注意が必要です。

　WHO（world health organization：世界保健機構）では、これまで三段階鎮痛ラダー[2]を提唱してきましたが、2018年に改訂された「成人・青年における薬物療法・放射線治療によるがん疼痛マネジメント」[3]では、「指導ツールとして、また痛みの重症度に基づく疼痛マネジメントの一般的な手引きとして有用である」「しかし、個々の患者の痛みの注意深い評価に基づく個別化された治療計画にとってかわることはできない」としています[3]。つまり、**疼痛緩和に関しては、まず第一にどのような疼痛なのか評価が重要であること、そしてその評価に基づいて適切な痛み止めを使用することが大切である**といっているわけであり、このラダーは**あくまで鎮痛の方法を考えるときの目安程度**であるということになります。

　中等度の痛みは、場合によってはNSAIDs（非ステロイド性抗炎症薬）やアセトアミノフェンなどとともに、コデインリン酸塩やトラマドールなどのオピオイドを用いることが推奨されていますし、EAPC（ヨーロッパ緩和ケア学会）のガイドライン（2012年）では、低用量のモルヒネやオキシコドンも第二段階の薬として使用することが明記されています。もちろん中等度から高度の痛みに対しては、最初からNSAIDsやアセトアミノフェンとともにモルヒネ、フェンタニル、オキシコドン、タペンタドール、ヒドロモルフォンを使います。ただし、メサドンだけは少し使用上の注意が必要になります。詳細は「チームメサド：メサドン」（p.92〜）をご参照ください。

3. オピオイド選択の考えかた

　がん疼痛治療は、WHO 方式がん疼痛治療法における鎮痛薬使用の 4 原則（表1）に沿って行います。

　基本的には、**可能であれば、経口で、時刻を決めて規則正しく、患者の状況に応じて、細やかな配慮をして投与することが推奨**されています[2]。これに沿って考えると、まずは経口薬から開始します。もちろん患者の状態によっては、最初から坐剤や注射薬の使用を考慮すべきこともありますが……。

　図1 には基本的なオピオイド選択チャートを記します。

　モルヒネは剤形、使用経験などが豊富であるため、長い間オピオイドのなかの基本薬でした。現在でもそうですが、**最近では、モルヒネよりも副作用の観点で使いやすく、経口薬と注射薬というラインナップを有するオキシコドンが基本薬になってきています**。実際に、まずはオキシコドンの経口薬から使い始めるという状況が多くなっていると考えられます。

●表1　鎮痛薬使用の4原則

- by mouth（経口的に）
- by the clock（時間を決めて規則正しく）
- for the individual（患者ごとで）
- attention to detail（そのうえで細かい配慮を）

●図1　副作用や病態から考えるオピオイド選択チャート

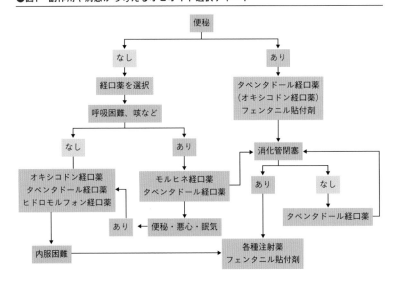

4. オピオイドの使い分けの考えかた

　基本的には、1）剤形、2）症状、3）副作用、によって使い分けます。

1）剤形

　内服ができる場合には、基本的に経口薬を第一に用います。

　内服が困難な場合（たとえば嚥下障害や意識障害がある、また消化管の通過障害や悪心・嘔吐がある）は、（経静脈や経皮的）注射薬による投与、もしくは経直腸投与（坐剤の使用）などを考慮することになります。

　嚥下障害のある場合には内服は難しいため、注射薬や坐剤、経皮吸収型製剤を中心とした投薬になります。

　腸管に問題がある場合（便秘や腸閉塞など）はさらに二通りあります。高度な通過障害が生じている（完全に閉塞している）場合には経口摂取ができないので、坐剤か経皮吸収型製剤や注射薬を使用します。しかし、閉塞はしていないが腸の通過が悪い（たとえば便秘が強いなど）場合には、経口摂取は可能な場合があるので、便秘になりにくいオピオイド（タペンタドールやオキシコドン）を用いたり、経皮吸収型製剤などを用いることがあります。

2）症状

　大きく三通りに分けて考えます。①呼吸困難感や咳などの症状がある場合、②消化管通過障害が起こり得る（起こっている）場合、③腎機能障害がある場合、です。

①呼吸困難感や咳などの症状がある場合

　小規模ながらエビデンスがあるのはモルヒネだけです（ただし、ヒドロモルフォンもよいかも、といわれています）。しかし、最近ではモルヒネに限らず、使用中のオピオイドを少し増量してみたり、レスキュー投与してみることで呼吸困難感が改善したら、特にモルヒネにスイッチする必要はなく、投与中のオピオイドを増量して様子をみてもよいのではないかという意見もあります。また、場合によっては、現在使用中のオピオイドはそのまま継続しながら、呼吸困難などのためのモルヒネを少し上乗せしてみてもよい場合もあります。**臨機応変な使いかたが重要**です。

②消化管通過障害が起こり得る（起こっている）場合

　内服が可能であれば経口薬のオピオイドから開始しますが、内服が不可能あるいは不安定な場合には、注射薬もしくは貼付剤、坐剤が選択肢となります。一般的にはモルヒネ製剤よりオキシコドン製剤から使い始めることが多

くなっているかもしれません。最近では、便秘・悪心などの副作用がオキシコドンよりも少し少ないとされるタペンタドール製剤から開始することも増えてきているようです。

　一方で、根強く使われているのはフェンタニル貼付剤です。1日製剤と3日製剤を患者の生活に合わせて使い分けるとよいでしょう。ただし、この際に注意が必要なことは、**「レスキュー製剤をどうするか」**問題です。いわゆるROO（rapid onset opioid）製剤の適応には十分に注意が必要であり、ただ単に、**フェンタニル（徐放性製剤）にはフェンタニル（ROO製剤）という発想には要注意**です。よい薬だけに、適切な使いかたが望まれます。

③腎機能障害がある場合

　モルヒネよりもオキシコドン・フェンタニル・タペンタドールなどを用いたほうが、代謝産物の蓄積も少なく、意識障害やせん妄などの副作用が生じにくいといわれています。

3）副作用

　オピオイドの代表的な副作用である①便秘、②悪心・嘔吐、③眠気、④そのほかの症状、などをできるかぎり少なくしたいときには何がよいのでしょうか？

①便秘

　最も生じやすいとされるのはモルヒネです。一般には、フェンタニル＞タペンタドール＞オキシコドン・ヒドロモルフォン＞モルヒネの順に便秘になりにくいといわれています。そのために、便秘がちであったり、腸管蠕動が弱かったりする患者の場合には、モルヒネは第一選択になりにくいかもしれません。逆に、抗がん治療に伴う下痢が続いている場合には、モルヒネの使用によりちょうどよくなることもあるので、状況次第での選択が望まれます。また、**最近では、オピオイドによる便秘に対する薬剤も出てきていますし、便秘対策は様変わりしてきているので、便秘対策も選択肢に広がりが出てきました。**

②悪心・嘔吐

　タペンタドールやフェンタニルは、ほかのオピオイドに比して、悪心・嘔吐は生じにくいといわれています。また、同じオピオイドでも注射薬のほうが、経口薬よりも悪心・嘔吐は生じにくいといわれていますが、さほど強いエビデンスはなく、「何となく、消化管を使わないほうが悪心・嘔吐が少ない

のだろう」と考えてもよいのかもしれません。

③眠気

　眠気に関しては、どれも似たり寄ったりであり、どのオピオイドを用いても、1～2週間程度で落ち着く副作用であるといわれています。眠気があってつらかったり、眠くて日常生活になんらかの差し障りがあったりする場合には、**その状況に応じて配慮しながら対応するのが一般的**です。

④そのほかの症状（せん妄、ミオクローヌス、アレルギーなど）

　多彩な症状が副作用にはあげられますが、必要なことは、**それがそのオピオイドのせいで起きているのか、そうではなくほかの要因なのか、あるいは、すべてが少しずつ絡んで起きているのか、を判断すること**です。いずれにせよ、不快な症状はできるかぎり速やかに対処したいものです。そのため、副作用と思われる症状に関しても、やはり適切な評価を行うことが重要と考えます。

5. この 10 年で登場したオピオイドの使い分けと考えかた

　2012 年 11 月にメサドンが、2014 年 5 月にタペンタドール、2017 年 5 月にはヒドロモルフォンが、新たながん疼痛治療薬として薬価収載されました。この 3 製剤が加わったことで、使用できるオピオイドの幅がさらに広がりました。それぞれの特徴、使いかたなどに関してはそれら薬剤に該当する項目に譲りますが、この 3 製剤はこれまでのオピオイドとはそれぞれ少し異なる性格をもつので、今後臨床使用経験が蓄積されていくと考えられます。

　図 2 にオピオイドの等価換算表を示します。

NSAIDs

1. NSAIDs のなりたちと特徴

　いわゆる**「痛み止め」の代表といっても過言ではない薬剤**です。よく NSAIDs といいますが、これは、non-steroidal anti-inflammatory drugs の略で、非ステロイド性の消炎鎮痛薬のことです。恐らく最もなじみのある痛み止めといってもよいのではないでしょうか (表 2)。

●図2　オピオイド等価換算表

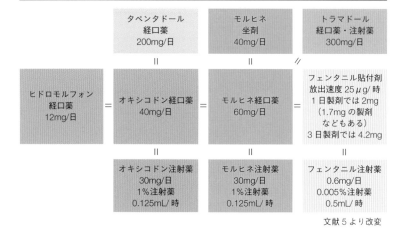

文献5より改変

2. 鎮痛薬のなかで NSAIDs はどんな位置づけ？

　痛みとは、「実際に何らかの組織損傷が起こったとき、または組織損傷を起こす可能性があるとき、あるいはそのような損傷の際に表現される、不快な感覚や不快な情動体験」[4] であるとされています。組織損傷が生じると周囲には炎症が広がります。**周囲に広がる炎症を抑えれば、痛みの原因を取り除くことは難しいかもしれませんが、少なくとも痛みを和らげることはできます。**NSAIDs の主な作用は、炎症がある局所におけるプロスタグランジン（PG）の産生阻害[1] です。

　副作用にはいろいろありますが、胃腸障害や腎機能・肝機能障害、血小板機能障害、心血管系障害、アスピリン喘息などの過敏症などがあります。

　副作用の対策をしっかり立てながら、炎症を抑えて痛みを和らげるという特性を生かしてベースの痛み止めとして使用すれば、とても使い勝手のよい薬です。何より**剤形が豊富**ですから、状況に応じた使いかたをすれば疼痛緩和に大変役に立つ薬です。患者にとってもなじみのある薬であるため、「うまく使えば、暮らしが楽になる」と考えればとても使ってもらいやすいことが多いです。しかし、逆になじみがあるだけに、先入観などから「胃が荒れたことがあるから使いたくない」「長く使うと効かなくなってしまうのでは」と心配する人もいます。患者が、必ずしもオピオイドだけでなく、**NSAIDs に対しても気がかりをもちながら使っていたり（場合によっては使っていなかったり）するということを理解する**必要があります。

●表2 代表的なNSAIDs一覧表（各薬剤添付文書より作成）

一般名	製品名	用法用量	1日最大投与量	Tmax	T½
ジクロフェナク	ボルタレン®錠	1錠25mg 1日3〜4回	75〜100mg	2.7時間	1.2時間
	ボルタレン®SRカプセル	1カプセル37.5mg 1日2回	75mg	6〜7時間	1.5 〜 2時間
	ボルタレン®サポ®	1本25mg、50mg 1日2回まで	100mg	0.8 〜 1時間	1.3時間
	ジクトル®テープ	1枚75mg 1日1回	150mg（症状や状態により1日3枚〈ジクロフェナクとして225mg〉に増量可）	4時間	2.86 ± 1.44 時間
ロキソプロフェン	ロキソニン®錠	1錠60mg 1日3回	180mg	45分	1.2時間
ナプロキセン	ナイキサン®錠	1錠100mg 1日3回	300〜600mg	2〜4時間	14時間
セレコキシブ	セレコックス®錠	1錠100〜200mg 1日2回	200〜400mg	2時間	5 〜 9時間
エトドラク	ハイペン®錠	1錠100〜200mg 1日2回	400mg	1.4時間	6時間
メロキシカム	モービック®錠	1錠5〜10mg 1日1回	10〜15mg	5時間	18時間
フルルビプロフェン アキセチル	ロピオン®静注	1アンプル50mg 1日3回程度		6.7分	5.8時間

※TmaxやT½は目安となる時間を掲載

NSAIDs の適応・使い分けの考えかた

　NSAIDs の適応は、痛みはじめから中程度くらいまでの疼痛で、腎機能障害がなく（もしくは軽度）、上部消化管潰瘍などの既往がない患者です。

使い分けには、大きく三通りが考えられます。1）剤形による使い分け、2）患者状態による使い分け、そして3）それぞれの薬物の特徴によるものです。

1）剤形

経口薬（錠剤・カプセル製剤など）、坐剤、注射薬、貼付剤があります。そのときどきの患者状態によって使い分けます。経口薬に関しては、半減期の違いによって、投与回数が1日1回でよいものから3回のものまであるため、**患者の生活リズムやもともとの経口薬の内服時間なども考慮しながら使い分けるとよい**でしょう。

坐剤に関しては、「坐剤だから胃は荒れない」と思っている人が多いですが、**作用機序から考えると坐剤であっても上部消化管潰瘍は起こり得ますので、注意が必要**です。注射薬に関しては、どうしてもその性質上、持続時間が短いため、使いどころを工夫する必要があります。貼付剤も登場し、どんな場合に使うとよいかなどの経験の集積が待たれるところです。なお、注射薬については、入院中に注射薬を用いて上手に疼痛緩和が図れていたとしても、療養場所のセッティングによっては、自宅では使いにくい面もあります。その場合には内服もしくは坐剤、場合によっては貼付剤を上手に使えるように検討していくことも必要かもしれません。

2）患者状態

患者状態による使い分けは、主に内服が可能かどうかというところに依存します。内服不可能な場合には、坐剤か注射薬もしくは貼付剤しか使えません。NSAIDs はシクロオキシゲナーゼ（COX）を阻害することによりプロスタグランジン（prostaglandin；PG）産生を抑えて、鎮痛効果を発揮します。このため、投与により血中の PG が減少し、腎血流量などが低下する可能性があります。ですから、**腎血流が低下している、あるいは腎機能障害のある患者では、NSAIDs は使いにくい**ことになります。

COX には1と2があるのですが、胃粘膜の防御反応にかかわる COX-1 が抑制されてしまうことにより、胃粘膜の障害が誘発され、いわゆる NSAIDs 潰瘍、同部からの出血などを引き起こしてしまうこともあります。詳細は成書に譲りますが、COX-2 を選択的に阻害する NSAIDs もいくつか販売されており、より副作用を抑えるための工夫がなされています。

3）それぞれの薬物の特徴

COX-2 選択性の高いものとそれ以外で分類できます。高いものでは消化管

障害や腎機能障害などのある患者でも比較的安全性が高いといえます。代表的な薬剤にはセレコキシブ、エトドラク、メロキシカムなどがあります。これらは使いやすいNSAIDsである一方で、ロキソプロフェン、ジクロフェナクなどに比べ、やや鎮痛効果が劣る印象があります。

アセトアミノフェン

1. アセトアミノフェンのなりたちと特徴、鎮静薬のなかでの位置づけ

NSAIDsとともに、一般的な痛み止めの代表格ですが、**アセトアミノフェンは解熱鎮痛薬**です。古くから鎮痛薬、解熱薬としてよく使われています。よくNSAIDsとアセトアミノフェンは同じものだと勘違いしている人がいますが、それは誤解です。場合によってはNSAIDsとアセトアミノフェンを併用すると痛みがより楽になるということもあるくらいです。

ただし、これまで日本では、どちらかといえば、子どもの熱さましや市販の痛み止めのなかに含まれている成分としての認識で、痛みに対して劇的に効くという印象はさほどなかったかと思います。とはいえ、以前から用量をしっかり使用すれば、痛みにとてもよく効くとされてきました。日本でも検証が行われ、その結果、2011年1月に保険適用の使用量が、これまでの1日1.5gまでから1日4gに増えました。これにより、これまであまり使用されていなかったアセトアミノフェンが脚光を浴びるようになり、がん患者の痛みの緩和に大きく寄与するようになってきました。

アセトアミノフェンは非常に安全性が高い薬として知られていますが、その一方で、**アルコール多飲のエピソードや肝機能障害などのある患者には、慎重に用量を設定し投与する**必要があります。また、腎機能障害がある患者の場合には、排泄遅延が生じる場合もあるので、少し注意が必要です。とはいえ、**NSAIDsと比べれば圧倒的に安全**です。そのため、抗がん治療中の患者がまず最初に使う痛み止めとしては、「アセトアミノフェンが一番」といわれることも多いです。このことから、アセトアミノフェンは、状況判断を行いつつ2.4〜4.0g/日の範囲で使用されています。

また、アセトアミノフェンの多くは、NSAIDsと同じように痛みはじめから中程度の痛みに対して使われます。

剤形には、経口薬、坐剤、注射薬の三通りがあります。経口薬には錠剤と

細粒などの剤形があります (表3)。錠剤はこれまで 200mg と 300mg の製剤しかありませんでしたが、500mg 製剤も加わり、使いやすくなった印象があります。ただしどの規格も錠剤のサイズがやや大きいのが難点です。

2. アセトアミノフェンの適応・使い分けの考えかた

　各種の鎮痛で用いますが、がん疼痛ももちろん適応に入ります。解熱にも用いられます。NSAIDs との違いは、その名前にも反映されていますが、**基本的にアセトアミノフェンは、中枢に作用します。**最高血中濃度到達時間（Tmax）が比較的早く（30 分前後）、一度内服すると早く効果が現れるという点から、（作用機序が異なりますが）定期的に NSAIDs を用い、そのレスキューとしてアセトアミノフェンを用いるという使いかたをしている医療者もいるようです。

　トラマドールとの合剤（トラムセット®配合錠）も販売されています。トラムセット®には 1 錠あたり 325mg のアセトアミノフェンが含まれ、トラマドールの 1 日最大量までトラムセット®を使用すると、アセトアミノフェンの使用量が 2.6g/ 日となるので、残り 1.4g/ 日までしかアセトアミノフェンを使用できない点に注意しましょう。**アセトアミノフェンは市販の風邪薬などにも入っていることが多いので、十分な注意が必要**です。

　副作用としては、肝機能障害があるといわれますが、これは用法用量どおり使用（1 回 1g 以下の使用、1 日 4g 以下）すれば、重篤な障害が生じるこ

●表3　代表的なアセトアミノフェン一覧表（各薬剤添付文書より作成）

一般名	製品名	用法用量	1日投与量	Tmax	T½
アセトアミノフェン	カロナール®錠	1錠200・300・500mg 1日3回	4gまで	0.45時間	2.4時間
	カロナール®細粒50%	1回300・500mg 1日3回	4gまで	0.43時間	2.4時間
	カロナール®坐剤	1本100・200・400mg 1日数本	60mg/kg/日かつ4g/日を超えないように	0.9時間	2.2時間
	アセリオ®静注液	1本1,000mg 1日3~4回	4gまで	0.25時間	2.7時間

※Tmaxや T½ は目安となる時間を掲載しています

とはまれであるといわれています。ただし、もともと比較的高度な肝機能障害がある場合には、定期的に肝機能の検査を行いながら投与をしていくとよいといわれています。ほかにはアレルギーや間質性肺炎などがありますが、頻度はきわめて低いようです。

　注射薬に関しては、経口薬より最高血中濃度に至るまでの時間が早く15分程度です。持続投与はできず、単回投与を繰り返すほか手立てはありません。

鎮痛補助薬

　最後に、本書で新登場となったチームをご紹介しましょう。痛みを和らげるときに、痛み止めはいうまでもありませんが、それだけではちょっと難しいとき、「ひと味足したい！」と思うことがあるのではないでしょうか。そんなときに効果を発揮することがあるのが、鎮痛補助薬です。

1．鎮痛補助薬の特徴と鎮痛薬に対する位置づけ

　さまざまな薬が鎮痛補助薬として使われています。抗けいれん薬、抗うつ薬、抗不整脈薬、ステロイドなど、多種多様です。試合の流れを変えるために、試合の中盤から出されたピンチヒッターで、そのまま打撃の調子もよいから守備にも入り、試合後半までで続けるといったバッターばかりです。「代打で出たけれど、結構守備もいいんだよね」というタイプの薬がラインナップされています。

2．鎮痛補助薬の選択などについて

　鎮痛薬のように、スイッチングを行って効果を確認するタイプのものではありません。ある意味"一発屋"です。打率もそこまでよくありません。しいていえば、痛みの性状に合わせて使ってみるとしっくりくることがたまにある、といったところです。しかし、今回多くの選択肢を紹介していますので、ご覧いただき、「これは合うかも」と思ったらぜひ使ってみてください。

おわりに

　患者さんの苦痛を和らげるのはとっても難しいです。でも、「みんなで知恵を出し合えば、ちょっとでも軽くできるかもしれない」。そう思いながら痛みを再評価し、薬もいろいろな角度から眺め、ぜひみんなで相談しながら使ってみてください。**薬を使うより前に、しっかりとその痛みを評価することが大切**です。

　今回は、薬剤だけでなく、ロッカールームと称して、薬剤以外の痛みに対するアプローチを充実させました。これが、実はこだわりの裏メニューです。ぜひ、ご一読いただき、患者さんの苦痛を少しでも軽くできるように一緒に取り組んでいきましょう！

　明日から患者さんの笑顔が一つでも増えますように……。

●引用・参考文献●
1）　特定非営利活動法人日本緩和医療学会ガイドライン統括委員会編．"薬理学的知識"．がん疼痛の薬物療法に関するガイドライン　2014年版．東京，金原出版，2014，42．
2）　World Health Organization：WHO GUIDELINES FOR THE PHARMACOLOGICAL AND RADIOTHERAPEUTIC MANAGEMENT OF CANCERPAIN IN ADULTS AND ADOLESCENTS. https://apps.who.int/iris/bitstream/handle/10665/279700/9789241550390-eng.pdf
3）　木澤義之ほか監訳．WHOガイドライン：成人・青年における薬物療法・放射線治療によるがん疼痛マネジメント．東京，金原出版，2021，132p．
4）　日本ペインクリニック学会．痛みの基礎知識：痛みとは？．http://www.jspc.gr.jp/gakusei/gakusei_grounding_01.html
5）　日本緩和医療学会PEACEプロジェクト．M3 がん疼痛の評価と治療．http://www.jspm-peace.jp/support/pdfdownload.php

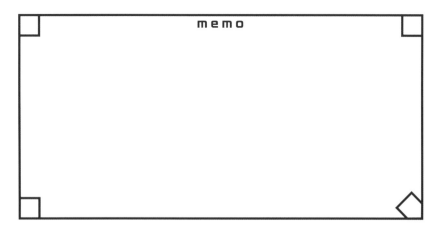

memo

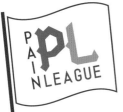

2 治療戦略を読み解く
〜ガイドラインのポイントと 活用のしかた〜

中山隆弘（なかやま・たかひろ） 飯塚病院 連携医療・緩和ケア科
田上恵太（たがみ・けいた） 東北大学大学院 医学系研究科 緩和医療学分野 講師

はじめに

　2020 年 7 月に、日本緩和医療学会から「がん疼痛の薬物療法に関するガイドライン 2020 年版」（以下、2020 年版）が出版されました。それ以前のガイドラインである「がん疼痛の薬物療法に関するガイドライン 2014 年版」（以下、2014 年版）から 6 年が経過し、その間に登場した薬剤や新たなエビデンスをふまえて改訂されています。

　ここでは、がん疼痛に対する治療戦略を考えるうえでの、ガイドラインのポイントや活用のしかたを、野球テイストを取り入れながらお伝えします。

痛みの評価〜相手を知る〜

　野球で相手と対戦するとき、戦略を考えるために大切なことの一つは、**相手チームの戦力を把握する**ことです。相手チームのことをまったく知らずに戦うことは無謀であり、勝率が下がってしまいます。そのため、まずは相手のことを知ることから始めます。がん疼痛の治療戦略も同じであり、**がん患者の痛みの原因が何なのか、どんな種類の痛みなのか、痛みの性状を評価することが大切**です。

　2020 年版では、治療戦略の解説が始まる「Ⅱ章　背景知識」の最初の項目が、[1 がん疼痛の分類・機序・症候群] と [2 痛みの包括的評価] となっています。ガイドラインの最初に解説されていることからも、痛みの評価が特に重要であることがわかります。[1 がん疼痛の分類・機序・症候群] では痛みについて痛みの性質・痛みのパターン・痛みの臨床的症候群で分類しており、[2 痛みの包括的評価] では痛みの評価方法を解説しています。

痛みの原因を評価するためには包括的評価が必要であり、問診、身体診察、検査結果などから総合的に評価し、これらの評価から痛みの分類を行います。特に体性痛、内臓痛、神経障害性疼痛の分類は、鎮痛薬の選択にかかわるため非常に重要です。また、痛みの原因によっては、鎮痛薬以外の治療法やケアを検討する必要もあります。骨転移による痛みであれば放射線治療も選択肢となるように、痛みの原因によって治療戦略が大きく変わります。また、心因的な要素が影響している場合は、多職種でがん患者のケアを行う必要があります。

　さらに、2020年版では突出痛の定義が変更となっています。2014年版では「持続痛の有無や程度、鎮痛薬治療の有無にかかわらず発生する一過性の痛みの増強」でしたが、2020年版では「定期的に投与されている鎮痛薬で持続痛が良好にコントロールされている場合に生じる、短時間で悪化し自然消失する一過性の痛み」となりました。痛みが持続痛なのか突出痛なのか評価したうえで、それぞれの痛みに適した治療戦略を考える必要があります。ガイドラインでは、突出痛に対する治療が細かく解説されているため参考にしてください。

鎮痛薬の特徴をつかむ～味方を知る～

　相手チームのことを知ることができたら、次に大切なことは味方チームの選手の能力を把握することです。味方チームの選手がどのような球種を投げるのか、どのような特徴をもっているのか、それによって選手の起用方法が変わってきます。がん疼痛の治療戦略の場合も、薬剤の特徴や副作用を把握することで、がん疼痛に対する薬剤の選択が変わってきます。

　2020年版では、「Ⅱ章　背景知識」の［4 薬理学的知識］の項目で、オピオイド、非オピオイド鎮痛薬、鎮痛補助薬の解説をしています。それぞれの薬剤の特徴についてはp.44～『2イニング　チーム＆選手紹介』の項目で詳しく解説するため省略しますが、2014年版と変わった部分をいくつか解説すると、紹介されているオピオイドにヒドロモルフォンが加わったことや、鎮痛補助薬のガバペンチノイドが単独の項目が紹介されるようになったことなどがあります。オピオイドの種類が増えたことで薬剤選択の幅が広がり、患者さん一人ひとりに適した治療戦略を考えることが可能になっています。

それぞれの薬剤の特徴を把握し、オーダーメイドの薬剤調整を行うことがよりよい治療戦略といえます。

　また、オピオイドを使用する際は、副作用への対策も重要です。**オピオイドを使用する際に臨床的に問題となりやすいのは、悪心、便秘、眠気**ですが、ガイドラインにはほかの副作用についても解説されています。それぞれの**副作用に対する薬剤治療だけでなくケアについても解説されている**ため、ぜひ目を通していただければと思います。

薬剤を選択する〜戦略を立てる〜

　相手を知り、味方を知ることができた。そうなると次はいよいよ実戦です。試合に勝利しリーグ戦で勝ち抜くためには、相手チームの弱点をつくことができるような選手を起用したり、相手チームの強さに応じて選手の起用を調整したりすることが大切です。がん疼痛の治療戦略の場合は、**①痛みの種類に適した薬剤を選択する**こと、**②痛みの強さに応じた薬剤を選択する**こと、が重要となります。

1. 痛みの種類に適した薬剤の選択

　まず、①痛みの種類に適した薬剤の選択では、体性痛に対しては非オピオイド鎮痛薬やオピオイド、内臓痛に対してはオピオイド、神経障害性疼痛に対しては非オピオイド鎮痛薬やオピオイドが乏しい場合には鎮痛補助薬を併用するといったことが基本となります。それに加えて、骨転移痛に対してはデノスマブやビスホスホネート、筋攣縮（きんれんしゅく）に対しては筋弛緩作用のある薬剤、炎症や浮腫による腸管閉塞に対してはコルチコステロイドを検討します。このように**痛みの種類に応じた薬剤選択**が必要となります。ここに示したものは一部ですが、さらに詳しい解説は本書のp.44〜『2イニング　チーム＆選手紹介』を参考にしてください。

2. 痛みの強さに応じた薬剤の選択

　次に、②痛みの強さに応じた薬剤の選択ですが、ここでガイドライン上の大きな変更点があります。2018年にWHOがん疼痛ガイドラインが改訂された際に、「鎮痛薬使用の5原則（経口的に、時刻を決めて規則正しく、除

痛ラダーにそって効力の順に、患者ごとの個別的な量で、そのうえで細かい配慮を)」のなかから、『除痛ラダーにそって効力の順に』つまり『**三段階除痛ラダー**』の記載がなくなりました。改訂前は、痛みの強さに応じて、非オピオイド鎮痛薬 ➡ 弱オピオイド ➡ 強オピオイドといったように、段階的に鎮痛薬を強化することが推奨されており、講義でもそのように習ったことと思います。しかし、改訂後は**痛みについて患者さんごとに詳細に評価して、適切な鎮痛薬を選択することが大切**であると考えられるようになりました。

　つまり、がん疼痛が強度であれば、最初から強オピオイドを使用してもよいのです。では**三段階除痛ラダーが完全に消えてしまったかというと、そうではなく、鎮痛薬の強さを示す教育ツールとして認識**することとなりました。つまり、**ラダーで薬剤の強さを勉強し、臨床ではより患者の痛みに合わせた薬剤選択を行う**ということです。

　また、2014年版ではWHOがん疼痛ガイドラインだけでしたが、2020年版では「Ⅱ章　背景知識」の［3 がん疼痛治療の概要］の項目で、WHOがん疼痛ガイドラインに加えて、海外の4つの学会によるガイドラインについても要約して紹介しています。よりエビデンスに基づいた薬剤選択の推奨を提示しているため、こちらも参考にしていただければと思います。

薬剤効果の評価〜戦況の評価〜

　試合やリーグ戦が始まったら、次は起用した投手が試合で結果を出しているか評価する必要があります。ここで大切なのは、試合の結果だけ評価するのではなく、試合経過で修正点や反省点がないかを評価し、次の戦略につなげることです。がん疼痛の治療戦略の場合は、**治療効果を評価するだけではなく、薬剤による副作用や他剤への影響がないかを評価する**ことも重要です。

　2020年版の「Ⅱ章　背景知識」の［2 痛みの包括的評価］の項目では、痛み自体の評価方法だけでなく、現在行っている治療への反応や副作用（有害事象）の評価についても解説されています。特に鎮痛の目標について、**痛みを完全にゼロにすることを目標とするのではなく、患者さんがどの程度の痛みであれば許容できるかを確認し、現実的な治療目標を立てることが大切であり、患者さんと目標を共有しながら共に治療を行っていくことが重要**です。

　また、薬剤の効果を評価するためには、**薬剤がどれくらいの時間で効き始**

めるかを把握しておくことも大切です。例えば、オピオイドの経口速放性製剤であれば、内服して15〜30分程度で最大効果を発揮します。その時間よりも早く効果を認めた場合は薬剤の本来の効果ではない可能性を、遅い場合は薬剤の効果よりも自然と痛みが軽減した可能性を考慮します。投与経路によってレスキューの効果発現時間が違うため、それぞれ把握しておく必要があります。

　また、早期からの緩和ケアの重要性が増しており、抗がん治療を継続しているがん患者の痛みに対して介入する機会も多くなっています。その際、鎮痛薬と抗がん薬などの薬剤の組み合わせによっては、**薬剤相互作用によって相手の薬剤の効果を減弱させたり増強させたりする可能性がある**ことを認識しておく必要があります。野球の試合において、送りバントの場面で空振りをしてランナーを走塁死させるような、味方の足を引っ張るようなことはしてはなりません。がん疼痛の治療戦略の場合、薬剤相互作用を評価することは治療効果を評価することよりも難しいですが、**薬物投与に伴って予想外の反応が出た場合は常に相互作用を疑う必要があり**、ガイドラインでも詳しく解説されています。

薬剤の継続・変更・追加〜選手の続投・交代の見極め〜

　戦況を評価し、試合が有利に進んでいたり選手が結果を出していたりすれば、そのままの戦略を継続すればよいでしょう。しかし、試合に負けていたり結果が出せていなかったりする場合は、戦略の変更や選手の交代を検討することがあります。がん疼痛の治療戦略の場合も同様であり、**治療の効果がない場合や効果があっても副作用が強い場合は、治療戦略の変更を検討**します。

　治療戦略を変更する一つの方法が、選手交代すなわちオピオイドスイッチングです。オピオイドスイッチングは、**投与中のオピオイドをほかのオピオイドに変更すること**です。オピオイドスイッチングは、鎮痛効果が十分でないときだけでなく、オピオイドの副作用によってそのオピオイドの継続が困難な場合も適応となります。オピオイドのなかにも、副作用が出やすいものと出にくいものがあるため、そのような特徴をもとに変更します。また、患者の状態によっては、治療がうまくいっていても戦略を変更する必要がある

場合があります。その一つが投与経路の変更です。病状が進行することで内服が困難となった場合、内服以外での投与を検討する必要があります。特に最近では、在宅緩和ケアが広がっていることもあり、**皮下投与の重要性が再認識されています**。オピオイドの種類によっては剤形に限りがあるため、どのような剤形があるかを把握しておく必要があります。

　オピオイドスイッチングや投与経路変更を行う場合、オピオイドの種類間や剤形間でそれぞれ換算量があることを知っておきましょう。すべて丸暗記する必要はありませんが、実際に変更する場合は、換算表を確認しながらダブルチェックすると安全です。ただし、この換算表はあくまで目安であり、実際には換算表どおりにはならないことがあります。そのため、**個々の患者さんに合わせて投与量を調整する**必要があることを忘れてはなりません。

　がんによる痛みの場合、オピオイドだけでは痛みを軽減するのが難しい場合が多いです。リーグ戦の途中で、他チームからトレードで選手を獲得しチームに追加するように、オピオイド抵抗性でオピオイドだけでは補えない痛みに対しては、ほかの薬剤の導入を検討する必要があります。それが鎮痛補助薬です。神経障害性疼痛に対する抗うつ薬、ガバペンチノイド、NMDA受容体拮抗薬、骨転移痛に対するビスホスホネート、デノスマブ、コルチコステロイドなどがあります。鎮痛補助薬については、質の高い臨床試験は少なく適正な使用方法について確立はされていませんが、本書では有効性や注意点について解説しているため参考にしてください。

治療戦略に困ったとき〜コーチ陣からのアドバイス〜

　野球で戦略を考える場合、監督一人で判断することは少なく、実際にはヘッドコーチや投手コーチ、打撃コーチなど、選手の調子や特徴を把握しているコーチが監督にアドバイスし、監督が総合的に戦略を判断することが多いです。つまり、監督はコーチ陣の推奨をもとに戦略を考えているのです。がん疼痛の治療戦略の場合も、**治療戦略に困ったときは同じような経験や臨床疑問をもった人たちのアドバイスを受けることが大切**です。

　2020年版では、「Ⅲ章　推奨」で、[1 薬剤に関する臨床疑問] [2 有害作用に関する臨床疑問] [3 治療法に関する臨床疑問] といった項目で、さまざまな臨床疑問に対して文献や海外のガイドラインをもとに治療戦略の推奨を

示しています。治療戦略を考えるうえで根拠となり臨床現場で必ず役に立つ
ため、目を通していただきたいと思います。

おわりに

　がん疼痛に対する治療戦略について、「がん疼痛の薬物療法に関するガイド
ライン 2020 年版」をもとに解説しました。本書の各論で薬剤について学ん
でいただき、**患者一人ひとりに合わせた治療戦略をマネジメント**していただ
ければと思います。

●引用・参考文献●
1）　特定非営利活動法人日本緩和医療学会緩和医療ガイドライン作成委員会編. がん疼痛の薬物療
　　法に関するガイドライン 2014 年版. 東京, 金原出版, 2014, 326p.
2）　特定非営利活動法人日本緩和医療学会緩和医療ガイドライン作成委員会編. がん疼痛の薬物療
　　法に関するガイドライン 2020 年版. 東京, 金原出版, 2020, 200p.

ｍｅｍｏ

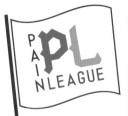

3 今期のペインリーグを大予想

～がん疼痛治療の今とこれから～

田上恵太（たがみ・けいた） 東北大学大学院 医学系研究科 緩和医療学分野　講師

昨今の"がん"のペインリーグの動き

　わが国はこれまで、がん疼痛に対するオピオイド消費量が少ないことや欧米諸国と比べて緩和ケアや症状緩和の質が低いことを言及されてきましたが、多くの啓発活動の効果もあり、がんの痛みは我慢せずにオピオイドを使用すること、レスキューを使用すべきことを多くの医療者が認識するようになってきました。野球でいえば、積極的にオピオイドの背景を持つ選手を要所要所で起用していくことを球界全体が認識し始めたようなものでしょう。また、わが国で使用できるオピオイドをはじめとした鎮痛薬や鎮痛補助薬の種類は年々増加してきています。起用できる打者の選択肢が増える一方で、**適材適所で起用するためには、各選手の背景や実績を把握**しなければなりません。

　皆さんは、世界中で大問題になっている「オピオイドクライシス」をご存じですか？　オピオイドの過剰投与など不適切使用により、欧米では命を落とす人や依存嗜癖（しへき）の問題に悩む人が増えています。しかしオピオイドは「がんのペインリーグ」においてはなくてはならない存在であるため、上手に起用していくことが必要です。わが国のリーグだけでなく米国メジャーリーグなどにおいても、**オピオイドを「適正に起用」することが、ペインリーグを制する大きなテーマになっている**のです。

どのような采配を振るべきか

　まずはわが国や諸外国のガイドラインにおいて、**オピオイドをはじめとした鎮痛薬や鎮痛補助薬がどのように評価されているかを理解**しなければなりません。これまでの「WHO ガイドライン 成人・青年における薬物療法・放

射線治療によるがん疼痛マネジメント」では、痛みに応じた鎮痛薬の選択ならびに鎮痛薬の段階的な使用法を示した「ラダーに沿って：第1段階が非オピオイド鎮痛薬、第2段階が弱オピオイド、第3段階が強オピオイド」が記述されていましたが、2018年の改訂で削除されています。現在は、**生活の質（quality of life；QOL）を維持できるレベルまで、早急かつ安全に痛みを緩和することを念頭に「痛みの強さに応じて、非オピオイド鎮痛薬やオピオイドを単独もしくは併用する」**と言及されています[1, 2]。

"このバッターが駄目だったから、次はこのバッターを……"ではなく、今の戦況（ペイン）に応じてバッターを選択しなければなりません。

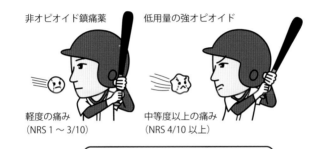

非オピオイド鎮痛薬　　低用量の強オピオイド

軽度の痛み　　　　　中等度以上の痛み
（NRS 1 〜 3/10）　　（NRS 4/10 以上）

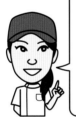

中等度以上の痛みの強さのときは「少量」の強オピオイドから開始します。いずれの薬剤で開始しても有効性に差はありませんが、「細かい漸増・漸減」で用量調整を行います。薬剤の反応（効果・副作用）も患者ごと、薬剤ごとに異なり、患者の価値観も異なることに留意します。トラマドールやコデインといった弱オピオイドは、非オピオイドでは十分な鎮痛が得られず、患者の選好、医療者の判断、医療現場の状況で強オピオイドが投与できないときに使用します。

図1　試合状況に応じた、バッター（オピオイド）起用の考えかた
**　　（文献3を参考に作成）**

図1のようにオピオイドを起用する場合、どのバッターを起用しても有効性に差はないと実証されています。しかし肝臓や腎臓の機能障害がある場合には代謝能の低下や排泄の遅延が生じるため、注意が必要です。**一般的に肝機能障害時には用量を減量すること、腎機能障害時には図2のように起用を避けたほうがよいバッターや注意が必要なバッターがいることを念頭に置きましょう。**

eGFR 30 未満の場合…

推奨

ブプレノルフェン、フェンタニル
（低用量の注射薬より開始）

可能なら
投与は避ける

モルヒネ、コデインリン酸塩
（短期間、少量、レスキュー
のみなどの使用にとどめる）

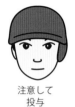
注意して
投与

トラマドール、ヒドロモルフォン、
オキシコドン、メサドン
（減量して投与）

図2　腎機能障害時のオピオイドの選択（文献3を参考に作成）

　神経障害性疼痛などによく起用される鎮痛補助薬は、がんのペインリーグ
における実績は不十分であり、積極的な起用に関してはどのガイドラインに
おいても懐疑的です。「びりっ」としたら鎮痛補助薬を起用するのではなく、
がん疼痛ならばオピオイドをまず起用して無効な際に起用するようにしまし
ょう。神経障害性疼痛へのオピオイドの実績は実証されていますので、安心
して起用してみてください。

今後のペインリーグは「我慢しないで起用」から「適正な起用」へ

　適正な起用を意識するにあたって、われわれがんのペインリーグに従事す
る医療者ができることは、
• 起用した薬剤の効果を判定すること
• 副作用（有害事象）のスクリーニングをしっかりと行うこと
　になります。

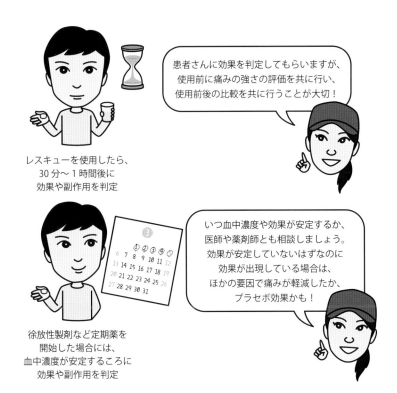

レスキューを使用したら、
30分〜1時間後に
効果や副作用を判定

患者さんに効果を判定してもらいますが、
使用前に痛みの強さの評価を共に行い、
使用前後の比較を共に行うことが大切！

徐放性製剤など定期薬を
開始した場合には、
血中濃度が安定するころに
効果や副作用を判定

いつ血中濃度や効果が安定するか、
医師や薬剤師とも相談しましょう。
効果が安定していないはずなのに
効果が出現している場合は、
ほかの要因で痛みが軽減したか、
プラセボ効果かも！

3 今期のペインリーグを大予想〜がん疼痛治療の今とこれから〜

●引用・参考文献●

1) WHO. WHO Guidelines for the pharmacological and radiotherapeutic management of cancer pain in adults and adolescents. 2018.
2) 木澤義之ほか監訳. WHO ガイドライン 成人・青年における薬物療法・放射線治療によるがん疼痛マネジメント. 東京, 金原出版, 2021, 132p.
3) 特定非営利活動法人日本緩和医療学会ガイドライン統括委員会編. がん疼痛の薬物療法に関するガイドライン2020年版. 東京, 金原出版, 2020, 200p.

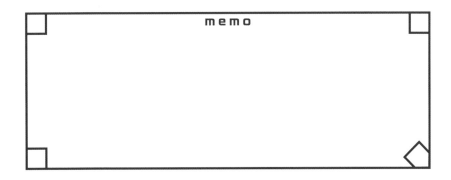

memo

memo

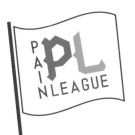

PAIN LEAGUE

PL

2 イニング

チーム&
選手紹介

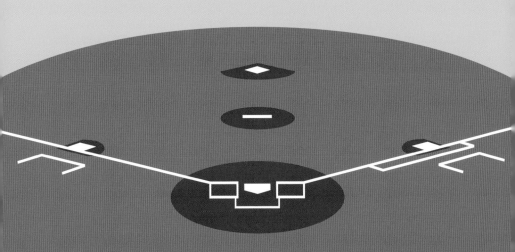

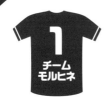

チームモルヒネ：モルヒネ

打順 （選択順）	

❶モルヒネ塩酸塩（経口）、オプソ®内服液（経口）、アンペック®坐剤（坐剤）、MS コンチン®錠（経口）

❷モルヒネ塩酸塩注射液（注射）、モルヒネ塩酸塩注100mg シリンジ（注射）

❸アンペック®注（注射）、モルペス®細粒（経口）、MS ツワイスロン®カプセル（経口）

チャートでみる このチームの特徴

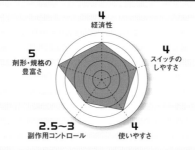

経済性 4
スイッチのしやすさ 4
剤形・規格の豊富さ 5
副作用コントロール 2.5〜3
使いやすさ 4

このチームの強み・弱みと注目ポイント

　トップバッターから三冠王、ホームランバッターまで、玄人好みの選手まで幅広い選手層が最大の強み（**末剤〈粉薬〉から錠剤、坐剤、注射薬まで、速放性製剤から徐放性製剤まで、幅広いラインナップが最大の強み**）。どのような場面（症状）を想定してベンチ入り

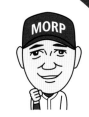

このリーグでいちばん伝統のあるチーム。選手層も厚く、痛みから呼吸困難まで幅広く対応可能。

メンバー（剤形、薬剤選択）を決定するかは監督の腕の見せどころ。困ったときには、このチームに助けてもらおう！　きっと助っ人がみつかるはず。

　＊患者の飲みやすい剤形、経口剤数の軽減を目的とした 24 時間作用型徐放性製剤、内服困難時の坐剤など、**個別性の高い薬剤選択が可能**。特殊な場面（腎機能低下時）では、疲労蓄積（活性代謝産物の蓄積による副作用〈眠気、呼吸抑制〉）に注意が必要。臨床現場では、フェンタニルやオキシコドンで調整がつかない痛みに対して、モルヒネへのスイッチが効果的であることを経験する。呼吸困難への有効性も確認されており、**痛みに加えて呼吸困難が生じたときには、モルヒネの出番**。

　他チームから移籍する場合には（高用量オピオイド〈経口モルヒネ換算 120mg〉を定時投与中にモルヒネへスイッチする場合には）、故障（副作用）を防ぐために 50〜75％の力加減から実戦起用しよう（オピオイド等価換算表の 100％量で切り替えずに、まずは少なめの 50〜75％量でスイッチして、痛みと副作用〈眠気など〉を丁寧に評価しながら漸増する方法がお勧め）。また、ピンチヒッターとして登録したものの、レギュラーに移行することもできる万能選手も活躍中（モルヒネへのスイッチを検討したときには、定時投与薬とレスキュー薬のすべてをスイッチする前に、有効性と副作用〈眠気など〉を確認するため、レスキュー薬のみスイッチし、効果確認後に定時投与薬を切り替える手法もある）。

　痛みでも呼吸困難でも、困ったときはモルヒネ使用の検討を！！

（渡邊紘章）

オプソ®内服液

液体製剤として飲みやすさがセールスポイントの最小規格モルヒネ製剤。小回りのきくヒット量産選手。

年俸 【内用液】5mg ¥116、10mg ¥214

この選手の強み・弱みと注目ポイント

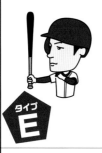

タイプ E

　モルヒネを経口投与で開始するときのレスキュー薬として選択することが多いが、胃瘻や経管投与のみしか投与経路がないときには定時投与薬としても使用できる万能選手。**少量の液体製剤である特徴から、飲みやすさがセールスポイント**。1本 10mg が最大規格であり、レスキュー量が高頻度・高用量の出場回数過多になった場合には、複数本を一度に開封する負担が増す。そのため、特に抗がん薬治療中の末梢神経障害（しびれ）で故障中の場合（症状が強い）には、「開封は大変ではないですか？」とときどき作戦タイムをとって試合（治療）継続可能か意思確認を！

DATA

使いかた▶定時投与、レスキュー
剤形▶内用液
規格▶ 5mg、10mg
開始用量▶ 5mg
薬物動態▶効果発現時間 30 分、Tmax 0.3〜0.7 時間、T½ 1.8〜4 時間
投与間隔▶定時投与 4 時間ごと、レスキュー使用 1 時間ごと
1 日の投与回数▶ 4〜6 回（定時投与）

チャートでキャッチ！この製剤のクセ

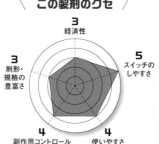

- 経済性 3
- スイッチのしやすさ 5
- 使いやすさ 4
- 副作用コントロール 4
- 剤形・規格の豊富さ 3

ファン（患者さん）へのメッセージ

どこでも飲料水なしでさっと飲める簡便さが魅力（甘味は残るので、口直しの飲料水は必要かも）。「モルヒネ」使用を勧められた＝末期ではありません。上手に使いこなして生活の質を高めましょう。

（渡邊紘章）

モルヒネ塩酸塩

このチームでは最古参のベテラン選手。低用量でも高用量でも幅広く対応可能！

年俸【錠剤】10mg ¥128

この選手の強み・弱みと注目ポイント

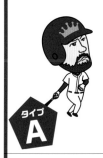

タイプ A

【末（粉薬）】高齢で小柄な患者など、スイング数（モルヒネ1回量）をできるだけ少なくしたいときには**最小数（1mg）からでも出場（調剤）可能**。お得な年俸（安価な製剤）であり、できるだけ**経済的負担を軽減したい場合にも使いやすい**。打つだけでなく（散剤だけでなく）、守備も得意な万能選手（水に溶かせば内用液としても使用可能）。

【錠剤】玄人好み（錠剤が好きな患者）の選手。打席に立つ回数（レスキュー量）が多い場合に末（粉薬）や内用液よりも使いやすいこともある（飲みやすいこともある）。ベンチに常に置いておきたい交代要員。

DATA

使いかた▶**定時投与、レスキュー**

剤形▶**末（粉薬）、錠剤**

規格▶**末（粉薬）個別設定可能、錠剤10mg**

開始用量▶**末（粉薬）1mg程度でも調剤可能、錠10mg**

薬物動態▶**効果発現時間30分、Tmax 0.5〜1.3時間、T½ 2.0〜3.0時間**

投与間隔▶**定時投与4時間ごと、レスキュー使用1時間ごと**

1日の投与回数▶**4〜6回（定時投与）**

＼チャートでキャッチ！／
この製剤のクセ

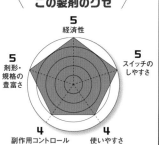

ファン（患者さん）へのメッセージ

モルヒネ剤型の多様さを体現する散剤と錠剤のラインナップ。飲み込みにくさ、使いにくさ、副作用（眠気）などがあれば、主治医に相談することをためらわないで。相談することが、困りごと解決の第一歩！

（渡邊紘章）

MS コンチン® 錠

困ったときに頼りになる徐放性製剤のパイオニア。

（年俸）【徐放錠】10mg ¥246、30mg ¥714、60mg ¥1,288

この選手の強み・弱みと注目ポイント

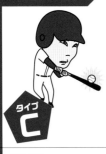

タイプ **C**

　日本で最初に登録されたプロ選手（発売された徐放性製剤）。それまで1日に4～6回打席に立っていた選手（モルヒネ末を内服していた患者）の負担は大きく減った。次回打順前（内服予定時間の前）2時間前後にレスキュー回数が増える場合には、投与前の血中濃度低下による「切れ際の痛み」の可能性を考える。打席に立つ間隔を狭めること（12時間ごとから8時間ごと投与へ変更）でスイングのリズム（血中濃度）維持につながり、息切れせず（1日総量を増量せず）に疼痛緩和が得られることがある。

DATA
使いかた▶定時投与
剤形▶徐放錠
規格▶10mg、30mg、60mg
開始用量▶10mg
薬物動態▶効果発現時間 約3時間、Tmax 約3時間、T½ 約2.5時間
投与間隔▶12時間ごと（「切れ際の痛み」があれば8時間ごとでも可）
1日の投与回数▶2～3回

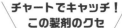

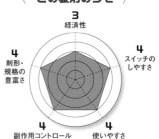

3 経済性
4 剤形・規格の豊富さ
4 スイッチのしやすさ
4 副作用コントロール
4 使いやすさ

ファン（患者さん）へのメッセージ
痛みと息苦しさが存在しているとき、開始薬として選ばれることが多いです。最初に発売された長時間作用モルヒネ製剤ですが、今でも十分有用です。今ある症状とこれから予想される症状を確認し、タイミングよく用いられます。

（渡邊紘章）

4

モルヒネ硫酸塩水和物徐放顆粒分包

経管や胃瘻からの安定したモルヒネ投与を可能に！ 難場面に立ち向かう抑えの切り札。

【年俸】**【徐放細粒】**10mg ¥201、30mg ¥528

この選手の強み・弱みと注目ポイント

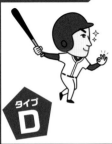

タイプ **D**

　どんな場面でも（経管や胃瘻からでも）、プレッシャーに強い貴重な代打（投与管への付着を心配せずに投与できることが最大の強み）。経口投与では、甘味層があり飲みやすさが工夫してあるため、アイスクリームやヨーグルトなどに振りかけて使用可能。

　暑い季節（高温…60℃程度）では、体調が不安定になることがあり（徐放性が保たれず血中濃度が上昇する可能性）、起用場面（溶解使用時）には注意が必要。最大規格が 30mg のため、高用量のモルヒネ投与が必要な患者では、ほかの高用量規格製剤への変更を。

DATA

使いかた▶ 定時投与

剤形▶ 徐放細粒

規格▶ 10mg、30mg

開始用量▶ 10mg

薬物動態▶ 効果発現時間 約 3 時間、Tmax 約 2.5 時間、T½ 約 7〜9 時間

投与間隔▶ 12 時間ごと（「切れ際の痛み」があれば 8 時間ごとでも可）

1 日の投与回数▶ 2〜3 回

\チャートでキャッチ！/
\ この製剤のクセ /

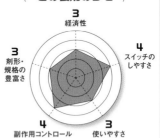

経済性 3
スイッチのしやすさ 4
剤形・規格の豊富さ 3
副作用コントロール 4
使いやすさ 3

ファン（患者さん）へのメッセージ

胃瘻、経鼻胃管使用時の強い味方。モルヒネでなければとれない痛みや呼吸困難だけど、薬が飲みにくい、皮膚トラブルで貼付剤は使用しにくい、そんな場面で活躍します！

（渡邊紘章）

MS ツワイスロン® カプセル

食事や消化管の状況にも影響を受けにくいカプセル製剤。安定感が
セールスポイント！

年俸【カプセル】10mg ¥246、30mg ¥671、60mg ¥1,212

**この選手の
強み・弱みと
注目ポイント**

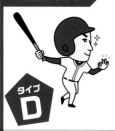

タイプ **D**

　ほかの選手が不調のときにこそ安定した活躍が期待で
きる、ここぞの場面での代打の切り札（**安定した血漿中
濃度を得られるように設計された硫酸モルヒネ徐放性顆
粒により、消化管の状態や食事内容の影響を受けにくく
なっている**）。交代要員枠に余裕がれば、ベンチ登録をし
ておくと作戦選択肢が広がる（ほかの徐放性モルヒネ製
剤で安定した鎮痛が得られないときに試す価値あり）。

DATA
使いかた▶定時投与
剤形▶徐放カプセル
規格▶10mg、30mg、60mg
開始用量▶10mg
薬物動態▶効果発現時間 約3時間、Tmax 2〜
3時間
投与間隔▶12時間ごと（「切れ際の痛み」があ
れば8時間ごとでも可）
1日の投与回数▶2〜3回

**チャートでキャッチ！
この製剤のクセ**

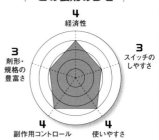

ファン（患者さん）へのメッセージ

そのほかのモルヒネ製剤使用中のトラブル（消化管の問題による吸収トラブ
ルなど）の解決策を提示してくれるおくすり。モルヒネを代替できるモルヒ
ネ製剤。トラブル内容（困ったこと）は隠さず、主治医に伝えて相談しまし
ょう。

（渡邊紘章）

アンペック®坐剤

"坐剤" であることが最大の武器（特徴）。オピオイド坐剤はほかになく、オンリーワンの選手。

年俸 【坐剤】10mg ¥320、20mg ¥613、30mg ¥866

この選手の強み・弱みと注目ポイント

オ・リーグでオンリーワンの選手（オピオイド製剤で唯一の坐剤）。困ったときに打席に立つピンチヒッター（経口投与困難時や消化管通過障害時に登場）。絶対的なパワーヒッターであり、相手選手によってはスピードを抑えて手加減スイングすることも必要（最少規格が 10mg であり、低用量オピオイド〈経口モルヒネ換算 60mg 未満〉定時投与中のレスキュー薬として使用する場合には、半分に分割して使用するなどの工夫が必要）。また、**特殊**な場面での打順（下血や便秘を認める患者への使用時）時には、力を出しきれない（吸収が悪くなる）ことがあるため注意する。

タイプ B

DATA

使いかた▶定時投与、レスキュー

剤形▶坐剤

規格▶ 10mg、20mg、30mg

開始用量▶ 10mg

薬物動態▶効果発現時間 1.5 時間、Tmax 約 1.3～1.5 時間、T½ 2～3 時間

投与間隔▶定時投与 6～12 時間ごと、レスキュー 2 時間ごと

1 日の投与回数▶ 2～4 回（定時投与）

チャートでキャッチ！この製剤のクセ

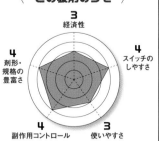

- 経済性 3
- スイッチのしやすさ 4
- 使いやすさ 3
- 副作用コントロール 4
- 剤形・規格の豊富さ 4

ファン(患者さん)へのメッセージ

飲み込みにくくても、点滴をせずに対処できる唯一のオピオイド坐剤製剤。点滴から離脱して何もつけずに外出、自宅生活ができる時間をつくってくれます。内服で効果発現まで時間がかかる場合にも、坐剤使用は効果発現を早くしてくれる可能性あり！

（渡邊紘章）

モルヒネ塩酸塩注射液 200mg、 アンペック® 注 200mg

高用量であってもオピオイド皮下注射を可能とする代打の切り札。チャンスに強いのがウリ！

年俸 【注射】200mg/5mL ¥5,065

この選手の 強み・弱みと 注目ポイント

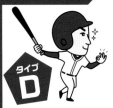

タイプ **D**

　昨シーズンまでオンリーワンのホームランバッター（**唯一の高濃度オピオイド注射液**）だったが、ライバルバッター（高濃度ヒドロモルフォン）の登場により入れ替え可能となった。1％モルヒネ塩酸塩注射液の起用過多での疲労時（オピオイドの大量投与時）に一発長打で場面の打開（持続皮下注射での対応が継続可能）で、患者の負担軽減に貢献。一発の破壊力があるため（4％モルヒネ塩酸塩注射液を原液で持続注射使用時には）、全力スイング後の故障（シリンジポンプの最少量での増量であっても、増量幅が大きくなりやすい）には注意が必要（例；最少増量幅 0.05mL/ 時間の場合、1％モルヒネ塩酸塩注射液原液〈5mL ＝ 50mg〉で 12mg/ 日だが、4％モルヒネ塩酸塩注射液〈5mL ＝ 200mg〉で 48mg/ 日の増量幅となる。

DATA

使いかた ▶ 単回注射、持続注射
剤形 ▶ 注射薬
規格 ▶ 200mg/5mL
開始用量 ▶ 初回モルヒネ導入では使用しない。高用量の経口オピオイド製剤または 1％モルヒネ塩酸塩注射液からの切り替え時に使用する
薬物動態 ▶ 効果発現時間 静脈内 15 分以内、Tmax 30 分未満、T½ 2 時間程度
投与間隔 ▶ 15〜30 分
1 日の投与回数 ▶ レスキュー時、または持続投与

＼ チャートでキャッチ！ ／ この製剤のクセ

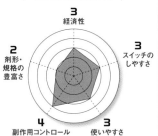

3 経済性
3 スイッチのしやすさ
3 使いやすさ
4 副作用コントロール
2 剤形・規格の豊富さ

ファン（患者さん）へのメッセージ

難治性の痛み、呼吸困難時の強い味方。1％モルヒネ塩酸塩注射液使用時に頻回のレスキュー投与、高用量での使用、皮膚刺激が強い場合には、積極的使用を。

（渡邊紘章）

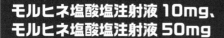

モルヒネ塩酸塩注射液 10mg、モルヒネ塩酸塩注射液 50mg

強い痛みの素早いマネジメントから内服困難時の代替手段まで、幅広く活躍する万能選手！

年俸 【注射】10mg/1mL ¥305、50mg/5mL ¥1,371

この選手の強み・弱みと注目ポイント

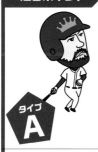

タイプ **A**

いろいろな困った場面で頼れる選手（入院中の患者で強い痛みがあるときのオピオイド初回導入から、内服困難となり投与経路を変更する必要がある場合など）、どんな場面でも打席に立つことが可能（**すべての痛みの治療場面で使用できる**）。特殊な状況（肝機能障害や腎機能障害をもつ患者）では、力を加減して相手に合わせることも可能（モルヒネ塩酸塩注射液 10mg〈1mL ＝ 10mg 製剤〉を生理食塩液で希釈して持続注射を行い、低用量で使用することも可能）。

DATA

使いかた▶単回注射、持続注射

剤形▶注射薬

規格▶ 10mg/1mL、50mg/5mL

開始用量▶持続注射 6mg/ 日程度

薬物動態▶効果発現時間 静脈内 15 分以内、Tmax 30 分未満、T½ 2 時間程度

投与間隔▶ 15〜30 分

1 日の投与回数▶レスキュー時、または持続投与

＼チャートでキャッチ！／ この製剤のクセ

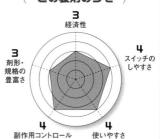

経済性 3
スイッチのしやすさ 4
剤形・規格の豊富さ 3
副作用コントロール 4
使いやすさ 4

ファン（患者さん）へのメッセージ

「内服レスキューを使用しても症状がとれにくい」「頻回のレスキュー使用になっている」「痛みが強くて早く症状をとりたい」、そのような場合には、いったんモルヒネ注射へ切り替えることで、痛みの軽減までの時間を短縮化できます。疼痛が安定すれば、再度内服への切り替えも可能！

（渡邊紘章）

モルヒネ塩酸塩注 100mg シリンジ

モルヒネで唯一のシリンジ製剤。アンプルカットや薬液充填の手間を省いた、気配りの選手。

年俸【注射】100mg/10mL ¥2,620

この選手の強み・弱みと注目ポイント

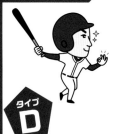

タイプ D

　こまかなところに気がつき、ヒットをとばす選球眼のよさが魅力（**アンプルカットやシリンジへの吸引の手間がなくなることにより、医療者の負担を軽減**）。気難しいところもあり（モルヒネ塩酸塩注 100mg シリンジに対応していないシリンジポンプもあり）、代打場面（機器選択）には注意が必要。2020 年 12 月まで使われていた「プレペノン®注 100mg シリンジ」という名称で覚えている人も多いのでは？

DATA

使いかた▶単回注射、持続注射
剤形▶注射薬
規格▶100mg/10mL
開始用量▶持続注射 6mg/ 日程度
薬物動態▶効果発現時間 15 分以内、Tmax 30 分未満、T½ 2 時間程度
投与間隔▶15〜30 分
1 日の投与回数▶レスキュー時、または持続投与

チャートでキャッチ！この製剤のクセ

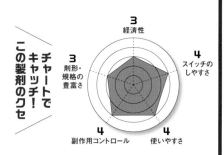

経済性 3
スイッチのしやすさ 4
剤形・規格の豊富さ 3
副作用コントロール 4
使いやすさ 4

ファン（患者さん）へのメッセージ

医療従事者の負担を軽減することができる、オピオイド唯一のシリンジ製剤。医療者の負担軽減により、患者さんへのケアの時間確保に貢献できるおくすりです。

（渡邊紘章）

memo

オ（opioid）リーグ
（オピオイド）

2 チーム ヒドロ

チームヒドロ：
ヒドロモルフォン

打順
（選択順）

❶ ナルラピド®錠（経口）
　 ナルサス®錠（経口）
❷ ナルベイン®注（注射）

加入選手
（2017年以降）

❶ **ナルラピド®錠**（経口）（2017年）
❷ **ナルサス®錠**（経口）（2017年）
❸ **ナルベイン®注**（注射）（2018年）

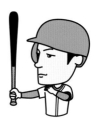

チャートでみる
このチームの特徴

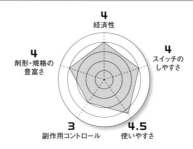

4
経済性

4
スイッチの
しやすさ

4
剤形・規格の
豊富さ

3
副作用コントロール

4.5
使いやすさ

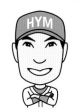

オ・リーグに新風を吹き込んだ期待の新星チーム。高齢者から腎機能低下の患者まで幅広いファン層が支持！

チームヒドロ：ヒドロモルフォン

このチームの強み・弱みと注目ポイント

　チームの強みは、**各選手の使い勝手のよさ**。構造がモルヒネに類似した半合成オピオイドでμ受容体に作用する。大きな違いはその薬物動態。CYP による代謝の影響を受けないため、**薬物相互作用や遺伝的要因の影響を受けにくい**。一部が肝臓のグルクロン酸抱合を受けて代謝されるが、代謝産の活性が弱いため蓄積を起こしにくく、腎機能障害にも注意しながら起用できるのが強み。試合中の息切れ（呼吸困難）に対する効果も報告されているので、**呼吸困難もある患者にはよい選択肢**。代謝産物のヒドロモルフォン -3- グルクロニドの神経毒性は、わずかだが痙攣やミオクローヌスに注意が必要。

　徐放性製剤、速放性製剤、注射薬がそろっており、チームの連携は抜群。徐放性製剤のナルサス®、速放性製剤のナルラピド®は共に錠剤で、強オピオイドのなかでは最小用量の製剤があるため、できるだけ少ない量から開始したい高齢者などには有利。ナルサス®が 1 日 1 回の内服で飲みやすいのもアピールポイント。注射薬のナルベイン®は低用量から高用量まで使いやすさが売りだが、**オピオイドスイッチングの換算だけはちょっと注意が必要。**

（山代亜紀子）

ナルラピド®錠

レスキューなら俺にまかせろ！　最小用量から使用できる強オピオイドのトップバッター。**五角形が目印のヒドロモルフォン速放性製剤。**

年俸【錠剤】1mg ¥113、2mg ¥207、4mg ¥379

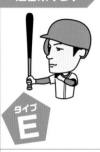

**この選手の
強み・弱みと
注目ポイント**

タイプ
E

　がん疼痛治療、**オピオイド導入のトップバッター**。用量が小ぶりなため、高齢者などにも最初に使用しやすく**安定した打率を誇る**。レスキューとしての使用が多いが、**痛みのある患者への最初のオピオイド鎮痛薬の効果判定にも使用してみるとよい**。出塁後（使用後）の副作用（眠気・悪心・便秘）には変わらず注意が必要。対策を。錠剤であることが強みでもあり、弱みでもある。レスキューは、患者がどの剤形が飲みやすいかに合わせて選択を。

DATA

使いかた ▶ 定時投与、レスキュー

剤形 ▶ 錠剤

規格 ▶ 1mg、2mg、4mg

開始用量 ▶ 1mg

薬物動態 ▶ 効果発現時間 約25分、Tmax 0.5 ～1時間、T½ 5.3～18.3時間

投与間隔 ▶ レスキュー使用1時間ごと、定時投与 4～6時間ごと

1日の投与回数 ▶ 4～6回（定時投与）

**チャートでキャッチ！
この製剤のクセ**

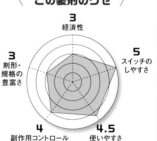

経済性 3
剤形・規格の豊富さ 3
スイッチのしやすさ 5
副作用コントロール 4
使いやすさ 4.5

ファン（患者さん）へのメッセージ

レスキューとして多く出番をもらっており、五角形の形をしています。見た目の変化をつけているものの、ナルサス®錠との見極めが難しく、まちがわないようにしましょう（リスクのある患者への使用は避ける）。

（山代亜紀子）

ナルサス®錠

1日1回の内服、モルヒネ製剤よりも最小の規格あり、腎機能低下でも使用できるなどオールラウンダーの資質十分なヒドロモルフォン徐放性製剤。

〔年俸〕**【錠剤】**2mg ¥207、6mg ¥540、12mg ¥990、24mg ¥1,816

チームヒドロ：ヒドロモルフォン

この選手の強み・弱みと注目ポイント

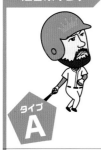

タイプ **A**

ナルサス®錠の強みはなんといってもその**使い勝手のよさ**。がん疼痛の持続痛の最初のオピオイド導入時に、高齢者で少ない用量から使用したいときに、確実に出塁できる選手。一方で高度の痛みに対する高用量でのクリーンヒットや、がん薬物療法中の薬物相互作用を考える必要があるときでも打席に立てるオールラウンダー。1日1回内服の徐放性製剤で、**服薬コンプライアンスがとりやすい**利点も評価され、なにかと出番の多い選手である。ナルラピド®錠同様、出塁後（使用後）の副作用（眠気・悪心・便秘）は対策を。

DATA
使いかた▶**定時投与**
剤形▶**錠剤**
規格▶ 2mg、6mg、12mg、24mg
開始用量▶ 2mg
薬物動態▶**効果発現時間　約2時間　Tmax3.3～5時間　T½　8.9～16.8時間**
投与間隔▶ 24時間ごと
1日の投与回数▶ 1回

\チャートでキャッチ！/
\ この製剤のクセ /

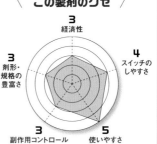

経済性 3
スイッチのしやすさ 4
使いやすさ 5
副作用コントロール 3
剤形・規格の豊富さ 3

ファン（患者さん）へのメッセージ
バッターボックスに立つ回数が少なくとも確実に出塁し（1日1回内服）、多くのファンに貢献しています（患者の生活に優しい）。定時の内服を忘れないようにしましょう。

（山代亜紀子）

ナルベイン®注

注射薬の選手群のなかでは、デビュー即スタープレイヤーに躍り出たヒドロモルフォン注射薬。適応の広さと使いやすさが魅力。

(年 俸)【注射】2mg ¥738、20mg ¥6,457

**この選手の
強み・弱みと
注目ポイント**

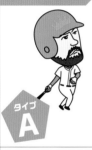

タイプ
A

　腎機能低下時にも注意しながら使用できるなどその使いやすさが重宝され、デビュー後即スタープレイヤーに躍り出た注射薬群の4番打者。持続静脈注射、持続皮下注射で使用でき、少量投与から、20mg/Aの製剤を使用した高用量投与まで対応。呼吸困難を合併した痛みの患者にも使用しやすい二刀流。**注意すべきは、選手交代（スイッチング）時の換算比**で、モルヒネ経口投与とナルサス®錠の換算が5:1、ナルサス®錠からナルベイン®注への換算が5:1、ナルベイン®注からモルヒネ注への換算が1:8であるため、事前にしっかり確認する必要がある。

DATA

使いかた▶持続静注、持続皮下注
剤形▶注射薬
規格▶ 2mg、20mg
開始用量▶ 0.5〜1mg
薬物動態▶ Tmax 0.08〜0.26 時間、T½ 2.5〜5.1 時間
投与間隔▶持続投与、レスキューは1〜2時間量／回
1日の投与回数▶持続、レスキューは1〜2時間／量

\チャートでキャッチ！/
\ この製剤のクセ /

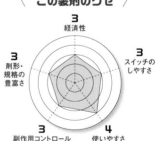

3
経済性

3
スイッチの
しやすさ

3
剤形・
規格の
豊富さ

3
副作用コントロール

4
使いやすさ

ファン（患者さん）へのメッセージ

さまざまな戦況にも（持続静注、持続皮下注の幅広い状況に）しっかり対応します。PCAポンプを使用したレスキュー、在宅セッティングでの使用も可能です。

（山代亜紀子）

memo

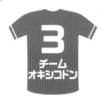

オ（opioid）リーグ
（オピオイド）

チームオキシ：
オキシコドン

打順
（選択順）

❶オキノーム®散（経口）
❷オキシコンチン®TR錠（経口）
❸オキファスト®注（注射）

加入選手
（2017年以降）

❶オキシコンチン®TR錠（経口）　2017年

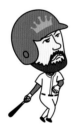

チャートでみる
このチームの特徴

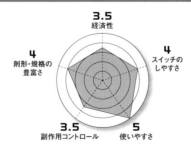

3.5
経済性

4
スイッチの
しやすさ

4
剤形・規格の
豊富さ

3.5
副作用コントロール

5
使いやすさ

バランスのとれたよいチーム！ しかし……競り合う展開になると絶対的なスタープレイヤーがいないので負けてしまうことも。

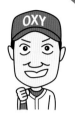

このチームの強み・弱みと注目ポイント

　オキシコドンは半合成オピオイドであり、**鎮痛効果・副作用はモルヒネとほぼ同じ**。「モルヒネ」に抵抗感がある患者にも導入しやすく、**腎機能障害や呼吸困難があっても対応できる、汎用性の高いバランスのとれたチーム**である。オキシコドンは内服すると約60％が体内でそのまま利用され、残りが肝臓でCYP3A4およびCYP2D6を介してノルオキシコドンおよびオキシモルフォンに代謝される。ノルオキシコドンは主代謝物だが鎮痛活性はなく、オキシモルフォンには鎮痛活性はあるが微量であるため、腎機能障害があっても活性代謝物の蓄積による副作用を気にしなくてよいのが強み。CYP3A4阻害薬（抗真菌薬など）やワルファリンと併用する際には相互作用に注意する。試合では、鎮痛効果と過量徴候（縮瞳、傾眠、呼吸数の低下）に注目する。**故障（副作用）**として**便秘は必発**であり、患者が下剤をうまく自己調整できるように指導することが大切である。

（矢吹律子）

オキシコンチン®TR錠

1番から9番まで、どの打順でも打てるユーティリティー・プレーヤー。クリーンアップも任せられる打線の花形！

[年俸]【錠剤】5mg ￥130.40、10mg ￥244.70、20mg ￥453.30、40mg ￥831.50

この選手の強み・弱みと注目ポイント

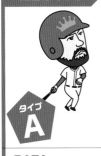

タイプ **A**

　オキシコンチン®TR錠は、**腎機能障害や呼吸困難、「モルヒネ」への抵抗感がある患者にも確実にヒットを狙える打者**である。モルヒネ内服と比べると、鎮痛力価は1.5倍。開始用量は10mg/日（≒モルヒネ内服15mg）であり、ナルサス®錠2mg（≒モルヒネ内服10mg）と比べると多いが、1日2回の内服に慣れている患者や、過量時の安全性という点ではメリットが大きい。**通常の錠剤から、粉砕や溶解が困難なTR錠に切り替わったことで、より安全性が高まった。**

DATA

使いかた▶定時投与
剤形▶錠剤
規格▶ 5mg、10mg、20mg、40mg
開始用量▶ 10mg/日
薬物動態▶効果発現時間1時間、Tmax 2〜6時間、T½ 7〜12時間
投与間隔▶ 12時間ごと
1日の投与回数▶ 2回

チャートでキャッチ！ この製剤のクセ

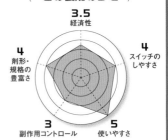

経済性 3.5
スイッチのしやすさ 4
使いやすさ 5
副作用コントロール 3
剤形・規格の豊富さ 4

ファン（患者さん）へのメッセージ

1日2回、定期的に内服します。投与量を増減した際は、痛みの強さ、眠気、排便状況などを記録しておくと、次回の調整に役立ちます。排便コントロールが重要で、下剤を自己調整できるようにしましょう。

（矢吹律子）

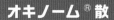

オキノーム®散

トップバッターとして出塁率は高く、抜群の盗塁記録を持つ。レスキュー薬としては、安定した打点を誇る万能なアベレージヒッター。

年俸【散剤】2.5mg ¥56.80、5mg ¥114.20、10mg ¥226.80、20mg ¥471.40

この選手の強み・弱みと注目ポイント

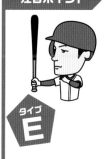

タイプ E

オキノーム®散は主に**定期オピオイドのレスキュー薬と**して使用する。オプソ®内服液5mgやナルラピド®錠1mg（≒モルヒネ内服5mg）と比べると、2.5 mg（≒モルヒネ内服3.75 mg）と最も低用量であるため、オピオイド導入時のトップバッターとして最適。オプソ®内服液と比べると半減期が長いため、**経管投与時や高齢者など低用量で開始したいときには2～4回/日の定時投与として使用**することもできる。定期オピオイドをナルサス®錠2 mg で開始した場合も、レスキューにオキノーム®散2.5 mg を選択することで、過量投与や剤形の違いにより誤用を防ぐことが可能。

DATA
使いかた▶**定時投与、レスキュー**
剤形▶**散剤**
規格▶ 2.5mg、5mg、10mg、20mg
開始用量▶ 2.5mg/回
薬物動態▶**効果発現時間 15～30 分、Tmax 2**時間、T½ 4～6 時間
投与間隔▶**定時投与 6 時間、レスキュー投与 1**時間
1 日の投与回数▶ 4 回（定期投与）

チャートでキャッチ！この製剤のクセ

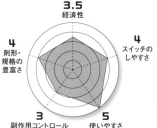

経済性 3.5
スイッチのしやすさ 4
使いやすさ 5
副作用コントロール 3
剤形・規格の豊富さ 4

ファン(患者さん)へのメッセージ
「突出痛に対する早めの内服」「痛みが残存するときの追加内服」「体動前などの予防的レスキュー」などを使い分けるのがコツ。レスキュー薬の使用状況を記録するのがお勧めです。

（矢吹律子）

チームオキシ：オキシコドン

オキファスト®注

走攻守そろったトリプルスリー！　ただし、競った展開ではモルヒネに一日の長あり。

〔年俸〕**【注射】**10mg ¥310、50mg ¥1,463

**この選手の
強み・弱みと
注目ポイント**

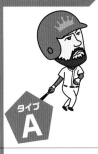

タイプ **A**

　オキファスト®注は、**内服困難時や速やかなタイトレーションが必要なときの強い味方**。腎機能障害や呼吸困難があるときは、ナルベイン®注と並んで選択肢となるが、**薬価や希釈方法の簡便さの点ではオキファスト®注に軍配が上がる**。オピオイド導入を注射薬で行う際の一例は、2倍希釈持続皮下投与 0.05mL/ 時（6mg/ 日）。オキシコドン内服からの切り替え時は 0.75 倍、モルヒネ塩酸塩注射液であれば 1.25 倍が換算の目安となる。レスキュー投与は 1 時間量早送り。持続皮下投与の場合は、**刺入部の浮腫・硬結などによる吸収障害に注意**。

DATA
使いかた▶**定時投与、レスキュー**
剤形▶**注射薬**
規格▶**10mg/1mL、50mg/5mL**
開始用量▶**5〜6mg/ 日**
薬物動態▶**効果発現時間：持続静注内投与 10 分、持続皮下投与 20 分、Tmax 5 分、T½ 3 〜5 時間**
投与間隔▶**定時投与は持続投与、レスキュー投与は 30 分あけて追加投与可**
1 日の投与回数▶**持続投与**

**チャートでキャッチ！
この製剤のクセ**

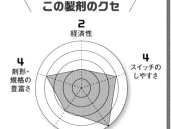

- 経済性 2
- スイッチのしやすさ 4
- 使いやすさ 5
- 副作用コントロール 3
- 剤形・規格の豊富さ 4

ファン(患者さん)へのメッセージ

PCA（patient controlled analgesia：患者自己管理鎮痛法）を行うことで、よりよい疼痛治療につながります。レスキューの時刻や鎮痛効果・眠気の有無などを記録しておきましょう。

（矢吹律子）

memo

チームオキシ∴オキシコドン

オ（opioid）リーグ
（オピオイド）

4 チームフェンタ：
チームフェンタニル
フェンタニル

打順
（選択順）

①貼付剤
　デュロテップ®MT パッチ
　フェントス®テープ
　ワンデュロ®パッチ
　ラフェンタ®テープ
　フェンタニルテープ（ジェネリック）
②口腔粘膜吸収剤
　イーフェン®バッカル錠
　アブストラル®舌下錠
③注射薬
　フェンタニル注射液

加入選手
（2017 年以降）

なし

チャートでみる このチームの特徴

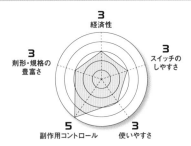

イーフェン®バッカル錠とアブストラル®舌下錠の加入で機動力アップ！　突出痛対策では今いちばん勢いのあるチーム。ナースの鋭い観察次第で可能性は無限大。

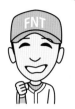

このチームの強み・弱みと注目ポイント

　フェンタニルは実験室で合成されたオピオイドで、ケシの実から抽出された天然物であるモルヒネ、ヒドロモルフォン、オキシコドンとは対照的。**皮膚や粘膜から吸収されやすい**という強みを活かして、貼付剤や口腔粘膜吸収剤として使用されている。注射薬は、麻酔薬として使われていたが、**2004年にがん疼痛に保険適用**となった。つまり、フェンタニルのラインナップは非経口薬。**内服困難な患者に強みを発揮**するのだ。加えて、**腎機能障害がある患者には、オピオイドのなかで最も安全に使用できる**というのも強み。弱みは、呼吸困難に対しての効果は弱いこと、CYP3A4を阻害する選手（抗真菌薬、一部の分子標的薬、グレープフルーツなど）との共闘（併用）により、フェンタニルの血中濃度が上昇し作用が増強する可能性に注意が必要な点である。

試合ではここに注目！

　口腔粘膜吸収剤はレスキュー薬の有力エース。**突出痛に対しての即効性が期待できるが、この能力を生かせるかどうかは患者本人および医療者のアセスメントが鍵**となる。

（余宮きのみ）

16　イーフェン®バッカル錠

経口薬

レスキュー薬の大型新人。即効性で突出痛を狙い撃ち。内服できない患者にも使える次世代のホープ。

【年俸】【錠剤】50μg ¥497、100μg ¥696、200μg ¥956、400μg ¥1,362、600μg ¥1,578、800μg ¥1,885

この選手の強み・弱みと注目ポイント

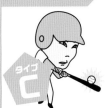

イーフェン®バッカル錠は、**上顎臼歯と頬の間（バッカル部位）に投与するレスキュー薬**である。効果発現が経口速放性製剤よりも早いため、**突出痛をもっと早く緩和したい患者に有用**である。錠剤は口腔粘膜から速やかに吸収されるため、腸閉塞など消化管通過障害や嚥下困難のある患者にも投与できる。

開口障害や上顎歯が義歯の患者でも、錠剤をバッカル部位に保持できれば使用できる。投与時に介助者が噛まれる恐れがある際は、アブストラル®舌下錠よりイーフェン®バッカル錠のほうが安全である。投与時の発泡性が不快な際はアブストラル®舌下錠に変更する。

DATA
使いかた▶レスキュー
剤形▶バッカル錠
規格（μg）▶ 50、100、200、400、600、800
開始用量▶ 50μg または100μg
薬物動態▶効果発現時間 5〜15分、Tmax 0.59〜0.67時間、T½ 3〜10.5時間
投与間隔▶ 1回の突出痛に対して、1回50〜600μgのいずれかの用量で十分な鎮痛効果が得られない場合は、投与から30分後以降に同一用量までの本剤を1回のみ追加投与可。
一日の投与回数▶前回の投与から4時間以上の投与間隔を空け、1日4回まで。

チャートでキャッチ！この製剤のクセ

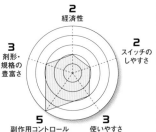

経済性 2／スイッチのしやすさ 2／使いやすさ 3／副作用コントロール 5／剤形・規格の豊富さ 3

ファン（患者さん）へのメッセージ

イーフェン®バッカル錠を使用しても30分後に痛みが和らがないときに、強い眠気がなければ追加してOK。さらに30分後に痛みが和らがないとき、強い眠気がなければ経口レスキュー薬を使用できます。また、最初のイーフェン®投与から4時間以上経過したら再度使用可。イーフェン®の使用は1日4回まで（追加投与した際は8回）。レスキュー薬の使用状況を記録しましょう。

（余宮きのみ）

アブストラル®舌下錠

イーフェン®バッカル錠と同期加入のレスキュー薬。即効性と舌下投与が最大の魅力！

年俸 【錠剤】100μg ¥561、200μg ¥790、400μg ¥1,056

この選手の
強み・弱みと
注目ポイント

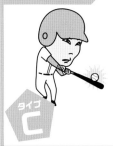

タイプ C

アブストラル®舌下錠はイーフェン®バッカル錠と同様、**突出痛に対して即効性が期待できるレスキュー薬**である。**舌下投与のため内服困難な患者にも使用できる。**アブストラル®舌下錠とイーフェン®バッカル錠は投与部位、開始用量や投与間隔に違いがあるが、どちらも持続痛がコントロールされている患者に対して最小用量から開始し、鎮痛効果をみながら至適用量を調節するプロセスが必要である。

　口腔内の乾燥があると錠剤が舌下から十分に吸収されないため、口腔ケアを忘れずに。

DATA
使いかた▶レスキュー
剤形▶舌下錠
規格（μg）▶ 100、200、300、400、600、800
開始用量▶ 100μg
薬物動態▶効果発現時間 10〜20 分、Tmax 0.5〜1 時間、T½ 5〜13.5 時間
投与間隔▶ 1 回の突出痛に対して 1 回 100 〜600μg のいずれかの用量で十分な鎮痛効果が得られない場合には、投与から 30 分後以降に同一用量までの本剤を 1 回のみ追加投与可。
一日の投与回数▶前回の投与から 2 時間以上の投与間隔を空け、1 日あたり 4 回まで。

チャートでキャッチ！この製剤のクセ

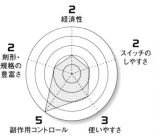

経済性 2
スイッチのしやすさ 2
使いやすさ 3
副作用コントロール 5
剤形・規格の豊富さ 2

ファン（患者さん）へのメッセージ

アブストラル®舌下錠を使用しても 30 分後に痛みが和らがないときに、強い眠気がなければ追加して OK。さらに 30 分後に痛みが和らがないとき、強い眠気がなければ経口レスキュー薬を使用できます。また、最初のアブストラル®舌下錠投与から 2 時間以上経過したら再度使用可。アブストラル®舌下錠の使用は 1 日 4 回まで（追加投与した際は 8 回）。レスキュー薬の使用状況を記録しましょう。

（余宮きのみ）

チームフェンタ：フェンタニル

貼付剤
（テープ）

デュロテップ®MTパッチ、フェントス®テープ、ワンデュロ®パッチ、ラフェンタ®テープ、フェンタニルテープ

内服困難時の定番選手。腎機能障害時にも安心して使える強い味方だが、強い痛みを今すぐ何とかしたいときには不向きなのが弱点。使いかた次第で実力発揮。

〔年俸〕**【貼付剤】**〈デュロテップ®MTパッチ〉2.1mg ¥1,719、4.2mg ¥3,073、8.4mg ¥5,821、12.6mg ¥8,361、16.8mg ¥10,202 〈ラフェンタ®テープ〉1.38mg ¥1,187、2.75mg ¥2,039、5.5mg ¥3,757、8.25mg ¥5,689、11mg ¥6,958 〈フェンタニルクエン酸塩1日用テープ〉「第一三共」1mg ¥260、2mg ¥486、4mg ¥907、6mg ¥1,300、8mg ¥1,686 など

この選手の 強み・弱みと 注目ポイント

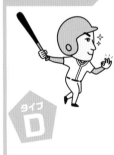

タイプ **D**

　貼付剤は内服困難時だけでなく、フェンタニルであることから**腎機能障害がある患者にも使用できる**点が強み。オピオイド導入として開始する際には、**他者が観察できる環境であることが望ましい。過量投与による悪心や眠気、呼吸抑制が出現しても貼付剤を剝がさない（剝がせない）危険がある**ためである。また、オピオイド導入として開始する用量は、6.25μg（フェントス®テープ0.5mg）に限られる。そして、1日・3日製剤ともに血中濃度の定常化に3〜5日かかるため、**強い痛みを今すぐ緩和したい場合には不向き**。

　3日製剤は毎日の貼り替えが困難な患者、1日製剤は毎日入浴する患者や発汗が多い患者に有用。**患者の生活スタイル**に合わせて選ぼう。

DATA

使いかた▶**定時投与**

剤形▶**貼付剤**

規格▶

Ⓐデュロテップ®MT パッチ 2.1mg、4.2mg、8.4mg、12.6mg、16.8mg

Ⓑワンデュロ®パッチ 0.84mg、1.7mg、3.4mg、5mg、6.7mg

Ⓒフェントス®テープ 0.5mg、1mg、2mg、4mg、6mg、8mg

開始用量▶オピオイド導入として、貼付剤をいきなり開始することは推奨されない

薬物動態▶Ⓐ；効果発現時間 12～16 時間、Tmax 30～36 時間、T½ 21～23 時間
Ⓑ；効果発現時間 12～16 時間、Tmax 20 時間、T½ 25.7～31.3 時間
Ⓒ；効果発現時間 12～16 時間、Tmax 18～26 時間、T½ 20.0～22.4 時間

投与間隔▶Ⓐは 72 時間ごとの貼り替え、ⒷとⒸは 24 時間ごとの貼り替え

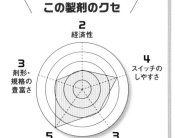

\チャートでキャッチ！/
この製剤のクセ

経済性 2
剤形・規格の豊富さ 3
スイッチのしやすさ 4
副作用コントロール 5
使いやすさ 3

ファン(患者さん)へのメッセージ

貼付剤と皮膚の接着面積に比例して薬効が出るため、剥がれている部分がないように貼付しましょう。新しい貼付剤を貼る際には、前回貼付したものは必ず剥がします。また、貼付部位に熱源を接触させないこと。

フェンタニルは一般的に便秘の副作用が少ないと考えられていますが、これに関する質の高いエビデンスはありません。また、フェンタニルでも便秘になることがわかっています。フェンタニルを使用しても、便秘対策は怠らないように注意しましょう。

（余宮きのみ）

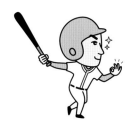

フェンタニル注射液

ほかのオピオイドと比べて副作用が少なく、腎機能障害のある患者にも安心して使える頼れる選手。

年俸 **【注射】**「第一三共」0.1mg ¥276、「テルモ」0.1mg ¥188、「第一三共」0.25mg ¥650、「テルモ」0.25mg ¥448、「テルモ」0.5mg ¥890

この選手の強み・弱みと注目ポイント

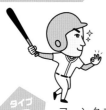

タイプ **D**

フェンタニル注射液（以下すべて）は、内服困難時はもちろん、**用量を微調整できる利点を最大限に生かせる剤形**である。オピオイド導入としてフェンタニル注射液の持続投与を開始し、必要用量を貼付剤に切り替えるケースも多い。また、フェンタニル注射液は濃度が薄く持続皮下注での投与量に限界があること、加えてアンプルカット数が多くなるため、投与量が増えるようならほかのオピオイド注射薬に変更するとよい。

フェンタニル注射液持続投与の開始や投与量変更後は、ほかのオピオイド注射薬と同様に、血中濃度が定常化するまでに6〜12時間かかる。この間は、**痛みや眠気、呼吸抑制などの観察をよく行なおう**。

DATA
使いかた▶**定時投与、レスキュー**
剤形▶**注射薬**
規格▶ 0.1mg/2mL/Am、0.25mg/5mL/A
開始用量▶オピオイド導入として、フェンタニル0.15mg/日前後を持続皮下注または持続静注で開始されることが多い
薬物動態▶効果発現時間 投与直後〜5分、Tmax 3〜6時間、T½ 3.6時間

チャートでキャッチ！この製剤のクセ

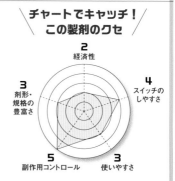

経済性 2／スイッチのしやすさ 4／剤形・規格の豊富さ 3／副作用コントロール 5／使いやすさ 3

ファン(患者さん)へのメッセージ
鎮痛が得られる投与量に調整するために、痛みがつらいときにはきちんとレスキューを使用しましょう。

（余宮きのみ）

memo

チームフェンタ：フェンタニル

オ（opioid）リーグ
（オピオイド）

チームタペンタ：
タペンタドール

5
チーム
タペンタ

打順
（選択順）

❶ タペンタ®錠（経口）

加入選手
（2017 年以降）

なし

チャートでみる このチームの特徴

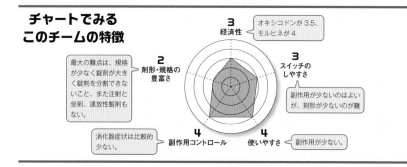

3
経済性 —— オキシコドンが 3.5、モルヒネが 4

2
剤形・規格の豊富さ —— 最大の難点は、規格が少なく錠剤が大きく錠剤を分割できないこと、また注射と坐剤、速放性製剤もない。

3
スイッチのしやすさ —— 副作用が少ないのはよいが、剤形が少ないのが難

4
副作用コントロール —— 消化器症状は比較的少ない。

4
使いやすさ —— 副作用が少ない。

このチームの強み・弱みと注目ポイント

　このチームの唯一で、注目すべきはタペンタ®錠。海外では非がんの慢性疼痛でのみ活躍していたが、**日本が初めてのがん疼痛での起用**となる。オキシコドンよりも便秘や悪心などの消

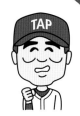

オ・リーグで最も新しいチーム！　第三段階オピオイドの長打力と、第二段階レベルでも出塁できる機動力を兼ね備えた第2のイチローがチームの花形。神経障害性疼痛にも期待！

化器症状の副作用が少なく、ノルアドレナリン再取り込み阻害作用があり、神経障害性疼痛への効果が期待されている[1]。メサドンも神経障害性疼痛を伴うがん疼痛に対して用いることができるが、用量調整という点においてはタペンタドールに軍配が上がる[2]。**併用薬との相互作用が少ないので使いやすく、腎機能障害患者・透析患者にも使用できる。**

　この選手の問題点は、剤形が徐放性の錠剤のみでレスキュー使用できる速放性製剤はなく、他チームからレンタルせざるを得ないところ。規格も 25mg、50mg、100mg の三規格しかなく、モルヒネやオキシコドンのように数百〜数千ミリグラムという高用量を使用するには、錠剤をたくさん内服しなければならず、しかも錠剤が 17mm × 7mm × 5mm と若干大きめであり、物理的に内服上限が決まってしまう。

　この選手のすばらしい薬剤特性を生かすためには、**早期から導入すること**である。具体的には WHO ラダーの第二段階オピオイドをフルに使用してからのスイッチではなく、第二段階としてタペンタ®錠を導入するか、第二段階オピオイドの増量傾向の早期にスイッチすることが望ましい。ヨーロッパ緩和医療学会のガイドラインでは、少量のモルヒネ、オキシコドンは第二段階オピオイドとして認められている。

（久保麻悠子）

タペンタ®錠

ヒドロモルフォン登場までは、日本で最も新しかったオピオイド！第三段階オピオイドの長打力と、第二段階レベルでも出塁できる機動力を兼ね備えた第2のイチロー。神経障害性疼痛にも期待！

〔年俸〕【錠剤】25mg ¥111、50mg ¥210、100mg ¥399

この選手の強み・弱みと注目ポイント

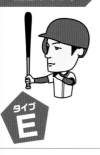

タイプ **E**

　副作用が比較的少なく、早くから低用量で使用しはじめることができる。規格が少ないため、WHO ラダーの第三段階オピオイドとして第二段階オピオイドをフルに使用してからの切り替え導入では、錠数が異常に多くなり物理的に飲みづらくなる。そのため、**高齢者や衰弱している場合を除いて、タペンタ®を第二段階のオピオイドとして位置づけて使用すること**が実際的である。また、神経障害性疼痛という球種を投げるピッチャーに対する秘密兵器として使用する。

DATA

使いかた▶定時投与
剤形▶錠剤のみ
規格▶ 25mg、50mg、100mg
開始用量▶ 25mg
薬物動態▶薬物動態はオキシコンチン®とほぼ同じ。効果発現時間；徐放性製剤の Tmax は約5時間、T½ 5〜6時間
投与間隔▶ 12時間
一日の投与回数▶ 2回

チャートでキャッチ！この製剤のクセ

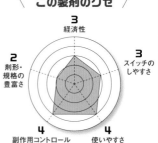

経済性 3
スイッチのしやすさ 3
剤形・規格の豊富さ 2
副作用コントロール 4
使いやすさ 4

ファン（患者さん）へのメッセージ

乱用防止のために、ハンマーで叩いても、象が踏んでもつぶれないおくすりです。大きいからといって、間違っても噛んで分割しようとすると歯が欠けるので注意してください。

（久保麻悠子）

チームタベンタ：タベンタドール

6 チームコデイン

オ（opioid）リーグ
（オピオイド）

チームコデイン：
コデインリン酸塩

打順 （選択順）	❶コデインリン酸塩錠（錠剤） ❷コデインリン酸塩散（散剤）
加入選手 （2017年以降）	なし

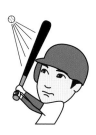

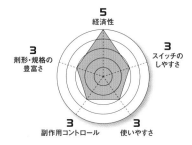

チャートでみる
このチームの特徴

- 経済性 5
- スイッチのしやすさ 3
- 使いやすさ 3
- 副作用コントロール 3
- 剤形・規格の豊富さ 3

今や「独立リーグ」の薬剤！ 咳嗽・呼吸困難を合併したがん疼痛に使える、"玄人好み"のチーム！

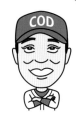

このチームの強み・弱みと注目ポイント

　WHO 方式がん疼痛治療法の三段階除痛ラダーの第二段階に分類され、**軽度から中等度の痛みに使用する"古参"の弱オピオイド。鎮痛のほか、コデインそのものが鎮咳効果を有する。**鎮痛目的では、1 回 20mg、1 日 4 回から開始する。半減期は2.2 時間と短く、**「寝る前にも投与する」**ことが重要。投与量が増加すると副作用が増強するため、120mg/ 日になったらモルヒネ 20mg 相当の強オピオイドに変更を考慮する。天井効果を有し、300mg/ 日で効果を認めない場合は、ほかの強オピオイドへ変更する。**主な副作用は便秘、悪心・嘔吐、眠気、呼吸抑制、排尿障害がある。体内に入ると肝臓でモルヒネに代謝され、鎮痛効果を示す。**モルヒネ同様、**腎機能障害があると体内に残留し、副作用が増強する**ため注意が必要。現在第二段階相当のオピオイドには、オキシコドン、トラマドール、ヒドロモルフォンなど薬剤がラインナップされているが、コデインリン酸塩は「咳嗽・呼吸困難の緩和」と「軽度から中等度の痛みの緩和」を同時に期待できて、患者の**「麻薬に対する不安」にも対応可能な"玄人好み"の薬剤**といえる。

（石黒 崇）

コデインリン酸塩錠

ヒットエンドラン（鎮痛と咳嗽・呼吸困難の同時緩和）ができる！
「選球眼」に優れた巧打者タイプ。

年俸 【錠剤】5mg ¥10、20mg ¥80

**この選手の
強み・弱みと
注目ポイント**

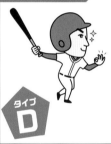

タイプ
D

　1回20mg、1日4回（**就寝前1回を忘れずに**）から開始。1〜2日使用し効果を認めない場合は、1回10〜20mgに増量可能。副作用はモルヒネ同様、便秘、悪心・嘔吐、眠気、呼吸抑制、排尿障害。**悪心・嘔吐の合併は少ないため、制吐薬は併用不要**とされる。一方で便秘を起こしやすいため（コデインは止痢薬として保険適用あり）、**緩下剤の併用を検討**する。呼吸困難の緩和を期待する場合、「著明な低酸素がない、痰が少ない、呼吸回数が多い（＞20回/分）」がよい適応となる。

DATA
使いかた▶**定時投与、レスキュー**
剤形▶**錠剤**
規格▶ 5mg（非麻薬）、20mg（麻薬）
開始用量▶1回20mgから開始
薬物動態▶効果発現時間30〜60分（鎮痛効果）、Tmax 0.8時間程度、T½ 2.2時間程度
投与間隔▶4〜6時間
1日の投与回数▶4回

\チャートでキャッチ！/
\ この製剤のクセ /

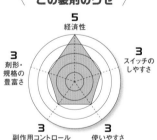

ファン（患者さん）へのメッセージ

便秘が起こりやすいため、下剤を併用するなど排便コントロールを心がけましょう。

（石黒 崇）

コデインリン酸塩散

小技（投与方法・投与量の調整自在）にも対応！ 「選球眼」に優れた好打者タイプ。

年俸【散剤】1％1g ¥8、10％1g ¥150

チームコデイン：コデインリン酸塩

**この選手の
強み・弱みと
注目ポイント**

タイプ
D

　1回使用量、1日使用量、使用方法、副作用と対策は、コデインリン酸塩錠と同じ。錠剤が使用困難な症例（例えば鼻注）に使用できる。**1％散剤は「麻薬指定」ではないため、患者の「麻薬に対する抵抗感」が強い場合に選択肢となり得るが、コデイン20mgを投与する場合には、1回2g（小さじ1杯！）の内服が必要となるため患者負担は大きい。**鎮痛効果のみを期待する際は、トラマドールを使用するほうが実用的。

DATA

使いかた▶**定時投与、レスキュー**
剤形▶**散剤**
規格▶**1％（非麻薬）、10％（麻薬）**
開始用量▶**1回20mgから開始**
薬物動態▶**効果発現時間30〜60分（鎮痛効果）、Tmax 0.8時間程度、T½ 2.2時間程度**
投与間隔▶**4〜6時間**
1日の投与回数▶**4回**

\チャートでキャッチ！/
この製剤のクセ

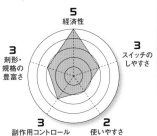

ファン（患者さん）へのメッセージ

コデインリン酸塩錠と同様、便秘が起こりやすい薬剤です。下剤を併用するなど、排便コントロールを心がけましょう。

（石黒 崇）

オ（opioid）リーグ
（オピオイド）

7 チームトラマ

チーム
トラマ

チームトラマ：
トラマドール

打順
（選択順）

❶ トラマール®OD 錠（経口）
❷ ワントラム®錠（経口）
❸ ツートラム®錠（経口）
❹ トラムセット®配合錠（経口）
❺ トラマール®注（注射）

加入選手
（2017 年以降）

❶ ツートラム®錠（経口）（2021 年）

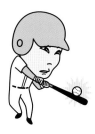

チャートでみる
このチームの特徴

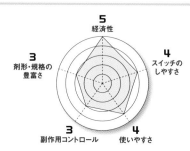

5
経済性

3
剤形・規格の
豊富さ

4
スイッチの
しやすさ

3
副作用コントロール

4
使いやすさ

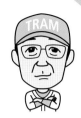

速放錠以外に徐放錠が加わり、痛み治療のオールラウンドな好打者をそろえた幅広い布陣を誇る。序盤から中盤まで堅実なチーム！

このチームの強み・弱みと注目ポイント

　中等度以下のがん疼痛では、迷わずトラマドールを投与。**安価であり非麻薬扱いのため使いやすい**。序盤から中盤にかけてトップバッターの役割を果たす。長打力には欠けるため、中盤以降は痛みに応じて強オピオイドなどの選球眼のある強打者にスイッチする。強オピオイドと異なり、使いやすい点がいちばんのメリット。**神経障害性疼痛にも有効であり、万能型の好打者**である。

　初期の副作用では悪心が問題となる。投与開始時に制吐薬を1週間程度併用する。オピオイド鎮痛薬で必発する便秘は約3割で発症し、特に高齢者では予防が大切。1日2回程度から投与を開始し、効果があれば3〜4回に投与回数を調節。**WHOの三段階除痛ラダーの第三段階の強オピオイドとは併用しない**。トラマドールは高用量では痙攣誘発作用があり、400mgを超えるときは強オピオイドに変更する。**過量投与で不安、発熱、ふるえなどのセロトニン症候群合併に注意**。

（木村智政）

経口薬

トラマール® OD錠

定時投与以外にレスキューとしても使用可能。中等度以下のがん疼痛に対応可能な、切れ味鋭い首位打者。

年俸 【錠剤】25mg ¥33、50mg ¥57

**この選手の
強み・弱みと
注目ポイント**

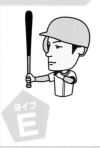

タイプ
E

　トラマール®OD錠は強オピオイドと違って**中等度の鎮痛作用**がある。がん疼痛の序盤に、俊足攻打の万能型トップバッターとして有効な鎮痛効果を示す。**NSAIDsやアセトアミノフェンが無効なら、迷わずトラマール®OD錠をトライ**。作用発現時間が内服では30分〜1時間程度と比較的速く、レスキューとしても使用可能で応用範囲が広いプレーヤー。痙攣誘発の可能性があるため、400mgが上限。強オピオイドとは競合性拮抗が生じるため併用しない。**投与初期に便秘と悪心が生じやすい。適宜、制吐薬と下剤を併用する。**

DATA
使いかた▶ **定時投与、レスキュー**
剤形▶ OD錠
規格▶ 25mg、50mg
開始用量▶ 75mg 分3（高齢者では50mg 分2から）
薬物動態▶効果発現時間 30分〜1時間、Tmax 2時間、T½ 6時間
投与間隔▶ 6〜8時間ごと
1日の投与回数▶ 3〜4回

\チャートでキャッチ！/
この製剤のクセ

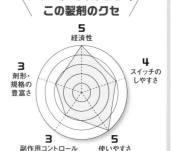

ファン（患者さん）へのメッセージ
開始量が25mgと比較的少量のため十分な鎮痛効果が得られないこともありますが、逆に副作用が出ることも少ないです。定時内服を続けながら至適投与量の調整を行います。飲みはじめの嘔吐と便秘対策が必要です。

（木村智政）

ワントラム®錠

1日1回の投与で、鎮痛効果が切れ目なく持続する。分割投与で薬の切れ目で痛みが起こるときに有効。信頼できる控えの代打！

年俸 【錠剤】100mg ¥101

この選手の強み・弱みと注目ポイント

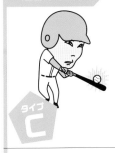

タイプ C

ワントラム®錠は外側に速放層、内側に徐放層があり、**1日1回の投与で安定した血中濃度を維持できるため、服薬アドヒアランスがよい**。主に中盤のつなぎ役としての中距離ヒッターとして点をかせぐ。トラマドールの含有量が100mg/錠と開始量としては比較的多いため、まずトラマール®錠の分割投与で必要量を確認後に、血中濃度の安定性を期待して中継ぎ二番手打者として投与する。**実際の有効時間は24時間弱**であるため、定時内服前に鎮痛作用が減弱するときは、トラマール®錠をレスキューとして処方する。

チームトラマ：トラマドール

DATA

使いかた▶定時投与
剤形▶徐放錠
規格▶100mg
開始用量▶100mg（最初はトラマール®錠から開始して1日量を求める）
薬物動態▶効果発現時間30分〜1時間、Tmax 10時間、T½ 7時間
投与間隔▶24時間ごと
1日の投与回数▶1回

チャートでキャッチ！この製剤のクセ

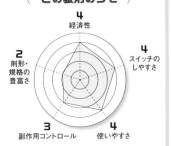

経済性 4
スイッチのしやすさ 4
剤形・規格の豊富さ 2
副作用コントロール 3
使いやすさ 4

ファン(患者さん)へのメッセージ

中等度の痛みでは初回から投与可能。1日1回の内服で鎮痛効果が得られます。1錠100mgが最小単位で、細かい投与量調節とレスキューはトラマール®錠の併用投与で対応します。

（木村智政）

ツートラム®錠

1日2回の投与で、鎮痛効果が切れ目なく持続する。1日1回の徐放薬内服時に、内服前に痛みが起こるときに有効。信頼できる控えの代打。

年俸 **【錠剤】**50mg ¥61、100mg ¥108、150mg ¥150

この選手の
強み・弱みと
注目ポイント

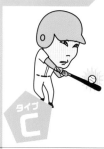

タイプ
C

ツートラム®錠は速放層と徐放層を有する二層錠で、1/3 が速放層で残りが徐放層である。内服後 10 分で速やかに速放層から薬剤が放出され約 1 時間で最高血中濃度に達し、**速効性の特徴も併せもっている。**使いやすいパンチ力のある中～長距離ヒッター。半減期は 8 時間であり、**1日2回 12 時間間隔の投与で、血中濃度の定常状態が得られる。**ワントラム®錠では朝方の痛みが生じるときに、ツートラム®錠に切り替える。ツートラム®錠の夕方投与で、朝方まで鎮痛効果が持続する利点がある。**適応は慢性疼痛のみだが、がん疼痛への適応拡大を申請中。**

DATA
使いかた▶定時投与
剤形▶錠剤（徐放層＋速放層）
規格▶ 50mg、100mg、150mg
開始用量▶ 50mg
薬物動態▶効果発現時間 30 分～1 時間、Tmax 1 時間、T½ 8 時間
投与間隔▶ 12 時間ごと
1 日の投与回数▶ 2 回

チャートでキャッチ！
この製剤のクセ

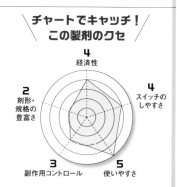

4 経済性
2 剤形・規格の豊富さ
4 スイッチのしやすさ
3 副作用コントロール
5 使いやすさ

ファン(患者さん)へのメッセージ
2 回内服が必要ですが鎮痛作用の効きが早く、鎮痛効果の切れ目が生じにくい薬剤です。中等度以下の疼痛に初期から使用可能。選球眼のよいバランスタイプの好打者です。2021 年末の時点で慢性疼痛のみの適応ですが、がん疼痛の適応拡大を申請中。

（木村智政）

トラムセット® 配合錠

トラマドールとアセトアミノフェンの配合剤。オピオイド未使用の
がん患者の慢性疼痛合併時に適応あり。気軽に使える万能選手。

年俸 【錠剤】¥48（後発品トアラセット®配合錠 ¥12〜16）

**この選手の
強み・弱みと
注目ポイント**

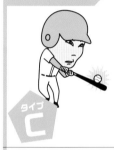

タイプ
C

慢性疼痛のみに適応があり、がん疼痛には適応がない。
トラマドールとアセトアミノフェンの配合剤。配合によ
り効果発現が早まって作用時間が延長し、相乗的に鎮痛
効果も高まる。俊足巧打の万能型好打者タイプ。副作用
は悪心と便秘。1回1錠または2錠で、1日4回8錠
まで増量可能。経口モルヒネ換算で10mg弱の鎮痛効果
を示す。**服用開始初期の悪心対策が必要。**高齢者にも忍
容性がよいが、**悪心と便秘対策が必要。**市販の鎮痛薬で
はアセトアミノフェンが含有されており、**かぜ薬などの
併用によるアセトアミノフェンの過量摂取に注意。**

DATA
使いかた▶定時投与、レスキュー
剤形▶カプセル型錠剤（カプレット）
規格▶配合錠で1種類のみ
開始用量▶トラマドール325mg、アセトアミノフェ
ン37.5mg
薬物動態▶効果発現時間30分〜1時間、Tmax
1時間（アセトアミノフェン）2時間（トラマドー
ル）、T½ 3時間（アセトアミノフェン）5時間（ト
ラマドール）
投与間隔▶8時間ごと
1日の投与回数▶4回まで

チャートでキャッチ！
この製剤のクセ

5
経済性
2 剤形・規格の豊富さ
3 スイッチのしやすさ
3 副作用コントロール
4 使いやすさ

ファン（患者さん）へのメッセージ
中等度以下の非がん性疼痛が適応です。定時とレスキューの併用が可能。少
量なら高齢者のかたも比較的内服しやすいです。8錠まで増量可能ですが、
開始時の吐き気と便秘に注意しましょう。

（木村智政）

チームトラマ：トラマドール

トラマール®注

筋注と皮下注のみ。経口摂取できない患者で、除痛ラダーで第二段階の中等度がん疼痛に適応。すぐに鎮痛効果を示す、パンチ力のある好打者。

[年俸]【注射】100mg ¥101

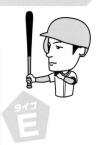

この選手の強み・弱みと注目ポイント

タイプ E

トラマドールは注射薬としては 1978 年に販売開始され、その歴史は古い。**注射薬の適応はがん疼痛と術後痛に限られている。**疼痛時 100〜150mg 筋注し 4〜5 時間ごとに反復投与が必要であり、広く普及するまでには至らなかった。筋注でも数分程度で血中濃度が上昇してくるため、レスキュー使用も可能。空振りの少ないコンタクトヒッター。皮下注で持続投与可能。トラマール®注はほかの薬と異なり、**注射と内服の換算を 1:1 として計算する。**副作用で多いのは悪心。**呼吸抑制やめまいは強オピオイドと比較すると少ない。**

DATA
使いかた▶レスキューまたは持続投与
剤形▶アンプル型注射薬
規格▶ 100mg/2mL
開始用量▶ 100〜150mg/ 回（筋注）、2.5mg/時（持続皮下注）
薬物動態▶効果発現時間 30 分以内、Tmax 30 分、T½ 5 時間
投与間隔▶ 4〜5 時間ごと
1 日の投与回数▶ 4 回以内

＼チャートでキャッチ！／
この製剤のクセ

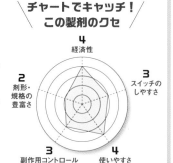

- 経済性 4
- スイッチのしやすさ 3
- 使いやすさ 4
- 副作用コントロール 3
- 剤形・規格の豊富さ 2

ファン（患者さん）へのメッセージ

注射薬のため、すぐ鎮痛を図りたいときに意外と役立ちます。副作用は吐き気に注意。安定したら内服薬に切り替えましょう。

（木村智政）

memo

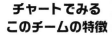

オ（opioid）リーグ
（オピオイド）

チームメサド：メサドン

打順 （選択順）	❶メサペイン®錠（経口） ＊欧米の大リーグでは注射薬や坐剤などあり

加入選手 （2017年以降）	なし

チャートでみる
このチームの特徴

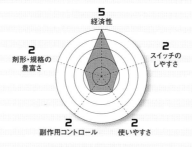

このチームの強み・弱みと注目ポイント

強みは、①活性代謝産物が存在しないため**腎機能障害でも使いやすい**、②交差耐性が少ない※ため**オピオイドスイッチの効果が大きい**、③ N-メチル-D-アスパラギン酸（NMDA）受容

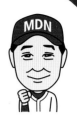

孤高の選手は、当たると場外満塁ホームラン！
だけどクセが強く、要注意のホームランバッター。
今後のペインリーグを揺るがす注目チーム。

体拮抗作用があり**神経障害性疼痛にも有効**、④**ほかのオピオイドに比べ薬価が安い**、の4点。

　一方、弱みは、①心電図上QT延長をきたし**致死性の不整脈をもたらす危険性**、②薬物相互作用により**思いがけず濃度が上がったり逆に下がったりする可能性**、③半減期が長いため**短期間での量の調整がしにくい**、④内服困難になったときに**注射薬や坐剤がないため強制的にオピオイドスイッチが必要**になる、⑤**効果発現に個人差が大きくオピオイドスイッチの際の換算比が当てにならない**、⑥ e- ラーニングに合格した医師が処方する**必要がある**、ことなど。

※人はある薬剤に対し耐性を獲得するが、類似した構造を持つ別の薬剤に対しても耐性を獲得してしまうことを交差耐性という。しかし、異なるオピオイド間では交差耐性が完全でないことから、副作用で増量が困難であったり、効果が不十分であったりしたときに、あるオピオイドからほかのオピオイドにスイッチすることで副作用が消失し、よりよい鎮痛効果が得られる可能性がある（オピオイドスイッチ）。メサドンとほかのオピオイドとの交差耐性が、ほかのオピオイド間のそれよりも少ないため、ほかのオピオイドからメサドンにスイッチした場合、オピオイドスイッチによりもたらされる利益がより大きいことが見込まれる。

チームメサド：メサドン

（浅井泰行）

メサペイン®錠

レスキューには使えない、注意することもたくさん、処方できる医師も限られる。だけど当たれば一発逆転！のホームランバッター。年俸もお値打ち。

年俸 **【錠剤】**5mg ¥185、10mg ¥ 352

この選手の強み・弱みと注目ポイント

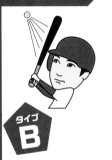

タイプ **B**

　経口モルヒネ換算60mg/日以上のオピオイドを使用していて、疼痛がコントロールされていないが傾眠やミオクローヌスがある場合、婦人科がんで骨盤底痛などの神経障害性疼痛がある場合、心疾患の既往がなく、精神科の薬の服用がない場合などに起用を検討する。

　心電図上QT延長をきたし、致死性の不整脈をもたらす危険性と、薬物相互作用により思いがけず濃度が上がったり、逆に下がったりする可能性があるため、**心疾患の既往やほかの内服薬で申告していないものがないか確認**する。観察ポイントは、**血中濃度が安定するまでの疼痛、眠気や呼吸抑制などオピオイド過量の徴候**はないか。説明事項は「定期的に心電図を取らせてもらうこと」「薬剤の血中濃度が安定するまで1週間程度かかること」「飲み合わせがあるため、内服が追加されたらすぐに教えてもらいたいこと」など。

DATA

使いかた▶定時投与

剤形▶錠剤

規格▶ 5mg、10mg

開始用量▶ 15mg 分 3

薬物動態▶効果発現時間 約 1 時間、Tmax 約 5 時間、T$\frac{1}{2}$ 約 40 時間

投与間隔▶ 8 時間

1 日の投与回数▶ 3 回

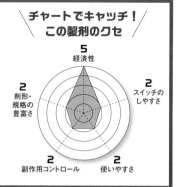

チャートでキャッチ！ この製剤のクセ

経済性 5
剤形・規格の豊富さ 2
スイッチのしやすさ 2
副作用コントロール 2
使いやすさ 2

ファン（患者さん）へのメッセージ

メサドンが内服できなくなると、正直なところとてもレベルの高い対応が必要になります。半減期が予測できず、また換算比が高用量の場合が多く、急なスイッチにほとんどの選手（疼痛薬）が焦るはず。でもそれも見越しておくすりを調整するのが、私たちペインリーガー（緩和ケア医）です！

（浅井泰行）

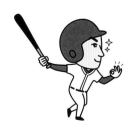

エヌ（NSAIDs）リーグ
（非ステロイド性抗炎症薬）

9
チーム
エヌセ

チームエヌセ：
NSAIDs

打順	
（選択順）	❶錠剤、細粒
	❷坐剤
	❸注射薬
	❹貼付剤

加入選手	
（2017年以降）	なし

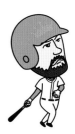

チャートでみる
このチームの特徴

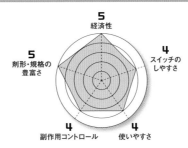

5 経済性

4 スイッチの
しやすさ

5 剤形・規格の
豊富さ

4 副作用コントロール

4 使いやすさ

痛みの治療に欠かせないおなじみの薬だが、重大な副作用が隠れているので注意！

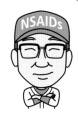

このチームの強み・弱みと注目ポイント

どんなチーム？

　NSAIDs（Non-Steroidal Anti-Inflammatory Drugs：非ステロイド性抗炎症薬）は、文字どおり**ステロイドではない、抗炎症・解熱・鎮痛作用を有する薬剤の総称**である。WHO 三段階除痛ラダーでは最初に使う薬剤で、オピオイドを開始したあとも併用したほうがよいとされる。しかし実際は併用が絶対必要なわけではなく、NSAIDs が得意な痛み、たとえば炎症を伴うもの、骨転移痛、腹部膨満、皮膚転移痛などに併用したほうが効果的と思われる。

　多くの種類が開発され、後発品も多く発売されていて、何を使ったらよいか迷ってしまうが、効果に大きな差はないとされているので、**投与経路や投与回数、副作用、患者の好みによって使い分ければよい。**

副作用

　副作用のなかで特に注意が必要なのは**消化管粘膜障害と腎機能障害**である。

　消化管の潰瘍性病変はしばしばみられ、食欲不振や消化管出血により患者の QOL を低下させてしまう。最近は抗血小板薬などを常用している患者が多いので吐血や下血を起こすことも

多く、進行がん患者の場合は**どこまで検査や処置をすべきかで迷ってしまうこともある**。予防が大切であり、COX-2 選択性の高い薬剤を選択したり、プロトンポンプ阻害薬（PPI）を併用する。NSAIDs は阻害する酵素の違い（COX-1 と COX-2）により分類され、COX-2 選択性の高いほうが胃腸障害の副作用が少ないとされている。消化性潰瘍の予防には PPI が推奨されている（「消化性潰瘍診療ガイドライン」）が、NSAIDs 潰瘍の一次予防、つまり**潰瘍既往のない例に対する投薬は保険適用ではないので、注意が必要**である。以前からお決まりのように NSAIDs と粘膜防御因子増強薬が併用されていて、ある程度は有効とされるが、PPI を併用したほうが効果が高く内服錠数も少ない。

腎機能障害は、NASIDs がプロスタグランジン産生を抑制することで腎血流が低下して起きる。血管内脱水であることが多いがん患者や、利尿薬の併用は、特に注意が必要である。腎機能が低下すると抗がん薬が使えなくなったり、腎排泄型の薬剤による副作用が強くなるなどの弊害が起こり、患者にとって今後の治療や療養に不利となる。そのほか、**アスピリン喘息の既往やアレルギーなどにも注意**を要する。

試合ではここに注意

NSAIDs には天井効果があり、一定量以上になると効果は期待できず、副作用の危険が増してしまう。副作用は用量依存性といわれているので、特に外来患者の服用状況に常に注意を払う必要がある。「効くけども長くもた

ないから……」といって上限量以上に内服していたり、種類の異なる NSAIDs を併用したりしている患者を散見する。

　薬剤相互作用も注意が必要で、ニューキノロン系抗菌薬との併用で痙攣を誘発（現場で出会ったことはないが、脳転移などがあると危険性が増すのではと考えられる）、ワルファリンの作用増強、血糖降下薬の SU 薬やインスリン製剤の作用増強などを引き起こす。

　がん疼痛治療には欠かせない薬剤ではあるが、副作用でかえって患者の QOL を損なうことのないようにしたい。

（坂本雅樹）

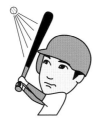

メロキシカム
(モービック®錠、メロキシカム錠)

1日1回の内服でOK。唯一無二の名選手。

年俸【錠剤】〈モービック®錠〉5mg ¥27、10mg ¥42 など

**この選手の
強み・弱みと
注目ポイント**

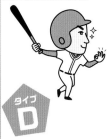

タイプ
D

　半減期（T½）が18時間で**1日1回の内服でよいこと**と、COX-2選択性が比較的高く**胃腸障害が起こりにくい**ことがメリット。抗がん治療中や終末期の患者にとって、内服回数が少ないに越したことはない。最高血中濃度到達時間（Tmax）が5時間と長く、即効性を感じにくいので、**ベースとしての使用がよい**。COX-2阻害薬の副作用である心血管系イベントリスクについては評価が定まっていないが、投与が長期間にわたる場合は虚血性心疾患の既往がないか注意したほうがよいだろう。解熱作用は弱いとされているので、**解熱目的では使用しないほうがよい**。

DATA

使いかた▶ **定時投与**
剤形▶ **錠剤**
規格▶ 5mg、10mg
開始用量▶ 10mg
薬物動態▶ 効果発現時間30分、Tmax 5時間、T½ 18時間
投与間隔▶ 24時間
一日の投与回数▶ 1回

**チャートでキャッチ！
この製剤のクセ**

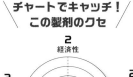
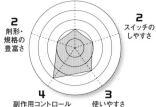

ファン（患者さん）へのメッセージ

1日1回飲むだけでよいおくすりです。夜に痛みで目がさめる人は、夜に内服するとよいでしょう。

（坂本雅樹）

ナプロキセン
（ナイキサン®錠）

腫瘍熱といえばこの薬！　決めるときは決める選手。

年俸【錠剤】100mg ¥7

**この選手の
強み・弱みと
注目ポイント**

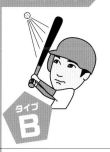

タイプ **B**

腫瘍熱といえば**ナイキサン®錠**というくらい、腫瘍熱に対する効果は有名。ナイキサン®テストというものがあり、まず感染症を除外した不明熱にナイキサン®錠を使うと、腫瘍熱だと解熱するが、感染症だと解熱しないといわれている。以前は 300mg カプセルがあったが、現在は 100mg 錠剤のみで、3〜6 錠分 3 毎食後で使うことが多い。**胃腸障害が多い印象があるため、長期的には使いにくい。**

チームエヌセ : NSAIDs

DATA

使いかた▶定時投与、レスキュー

剤形▶錠剤

規格▶ 100mg

開始用量▶ 300mg

薬物動態▶効果発現時間：30〜60 分、Tmax 2〜4 時間、T½ 14 時間

投与間隔▶ 8〜12 時間

一日の投与回数▶ 2〜3 回

\チャートでキャッチ！/
この製剤のクセ

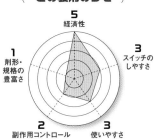

ファン（患者さん）へのメッセージ

がんによる熱に効くいちばんのおくすりとしてよく知られています。胃腸にトラブルが出る可能性が高いため、あまり長くは使えません。

（坂本雅樹）

エトドラク
（ハイペン®錠、オステラック®錠、エトドラク錠）

効果と副作用のバランスのとれた、使い勝手のよい選手。

[年俸]【錠剤】〈ハイペン®錠〉100mg ¥14、200mg ¥20　〈オステラック®錠〉100mg ¥16、200mg ¥22 など

この選手の強み・弱みと注目ポイント

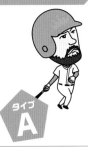

タイプ **A**

　COX-2 選択性が高くメロキシカムと同等とされ、臨床での印象でも**故障（副作用）が少なく使いやすい選手。**Tmax は 1.4 時間、T½ は 6〜8 時間とやや長いので 1 日 2 回の投与でよいが、即効性はない。メロキシカム同様、ベースとしての定時投与に向いている。**錠剤がやや大きく感じるので、飲み込みにくいかもしれない。**

DATA
使いかた▶ **定時投与**
剤形▶ **錠剤**
規格▶ **100mg、200mg**
開始用量▶ **400mg**
薬物動態▶ **効果発現時間：30〜60 分、Tmax 1.4 時間、T½ 6〜8 時間**
投与間隔▶ **12 時間**
一日の投与回数▶ **2 回**

チャートでキャッチ！この製剤のクセ

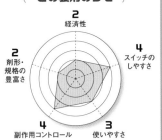

- 経済性 2
- スイッチのしやすさ 4
- 使いやすさ 3
- 副作用コントロール 4
- 剤形・規格の豊富さ 2

ファン（患者さん）へのメッセージ
比較的、副作用が少ないといわれているおくすりです。サイズが少し大きいので、飲み込むのが少しつらい場合は、医療者に相談してみてください。

（坂本雅樹）

経口薬

セレコキシブ
（セレコックス ® 錠）

副作用の危険が少ない新しい薬剤。使いかた次第で実力発揮！

年俸 【錠剤】100mg ¥65、200mg ¥98

チームエヌセ：NSAIDs

この選手の強み・弱みと注目ポイント

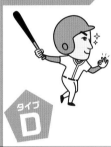

タイプ D

1999 年に発売された COX-2 特異的阻害薬で、日本では 2007 年に発売された。**ほかの NSAIDs に比して上部消化管、小腸粘膜障害が少ないことが示されていて、潰瘍や出血の心配がほとんどない薬剤である。**PPI などは必要ないともいわれるが、筆者は消化器専門であり胃潰瘍出血などで痛い目にあわされているので、可能なかぎり PPI を併用している。Tmax が 2 時間、T½ が 5〜9 時間と即効性はないので、定時投与向き。COX-2 特異的阻害により**心血管イベントのリスクが増大するともいわれているので、長期に使用する場合は注意したほうがよい**だろう。

DATA
使いかた▶定時投与
剤形▶錠剤
規格▶100mg、200mg
開始用量▶200mg
薬物動態▶効果発現時間 30 分、Tmax 2 時間、T½ 5〜9 時間
投与間隔▶12 時間
一日の投与回数▶2 回

╲ チャートでキャッチ！ この製剤のクセ ╱

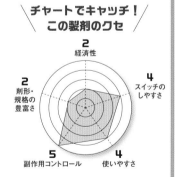

経済性 2
スイッチのしやすさ 4
剤形・規格の豊富さ 2
副作用コントロール 5
使いやすさ 4

ファン（患者さん）へのメッセージ

同じようなはたらきをもつほかの薬剤（NSAIDs）より、胃腸に関する副作用が少ないおくすりです。その反面、心臓や血管のトラブルが増えるリスクがあるため、長く使用するときは注意します。

（坂本雅樹）

ロキソプロフェン
（ロキソニン®錠・細粒、ロキソプロフェン Na 錠・細粒・内服液）

NSAIDs といえばこの選手！ しかし多発する故障（副作用）のため、起用法に注意！

年俸 **【錠剤】**〈ロキソニン®錠〉60mg ¥12 **【細粒】**〈ロキソニン®細粒〉10% ¥23 など

この選手の強み・弱みと注目ポイント

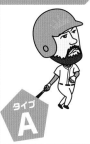

タイプ **A**

NSAIDs の代表選手で、「これでないとダメ」という患者も多い。Tmax は 45 分、T½は 1.2 時間であり、**即効性があるので効果を感じやすい**。消化器症状を軽減するため、未変化体で吸収されて活性型に代謝されて鎮痛作用を発するプロドラッグである。しかし消化管粘膜障害は多く、健常者に対する投与で胃十二指腸潰瘍が 27％発生したという報告がある。**剤形が多く、患者の状態に応じて錠剤、細粒、液剤と選択できる。**

DATA
使いかた▶**定時投与、レスキュー**
剤形▶**錠剤、細粒、液剤**
規格▶**錠剤 60mg、細粒 10%、液剤 0.6%**
開始用量▶**180mg**
薬物動態▶効果発現時間 30 分、Tmax 45 分、T½ 1.2 時間
投与間隔▶**8 時間**
一日の投与回数▶**3 回**

チャートでキャッチ！この製剤のクセ

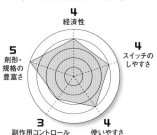

ファン（患者さん）へのメッセージ
皆さんもよく知っている、NSAIDs の代表的なおくすりです。すぐ効くので効果を感じやすい一方、胃十二指腸潰瘍がよくみられます。いろいろな形があるので、飲みにくさなどがあれば医療者に相談してみてください。

（坂本雅樹）

坐剤

ジクロフェナク坐剤
（ボルタレン®サポ®、ジクロフェナク Na 坐剤）

効果は抜群のホームラン量産タイプ。血圧や NSAIDs 潰瘍に注意が必要なところが玉にキズ。

年俸 【坐剤】〈ボルタレン®サポ®〉12.5mg ¥31、25mg ¥36、50mg ¥41 など

**この選手の
強み・弱みと
注目ポイント**

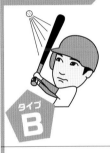

タイプ **B**

NSAIDs 坐剤の代名詞ともいえる薬剤。Tmax は 0.8～1 時間、T½ は 1.3 時間と吸収が早く、**消炎・鎮痛・解熱作用が強いので、効果が非常にシャープ**。経口摂取ができないときに頻用されるが、**坐剤だからといって消化管粘膜障害がないわけではなく、薬剤が血中に吸収されて胃粘膜に到達して粘膜障害を引き起こす**ため、定期的に使用する場合は PPI などを併用するほうが安全である。解熱作用が強く作用も速いので、**急激な体温低下と血圧低下がみられることがあり（ボルタレンショック）、予備力の小さいがん患者への使用には特に注意が必要**。

チームエヌセ·· NSAIDs

DATA
使いかた▶**定時投与またはレスキュー**
剤形▶**坐剤**
規格▶ 12.5mg、25mg、50mg
開始用量▶ 25～50mg
薬物動態▶**効果発現時間 30 分、Tmax 0.8～1 時間、T½ 1.3 時間**
投与間隔▶ 8～12 時間
一日の投与回数▶ 1～3 回

\チャートでキャッチ！/
\　この製剤のクセ　/

```
             2
           経済性
  3                    3
剤形・              スイッチの
規格の              しやすさ
豊富さ

   2                 3
副作用コントロール    使いやすさ
```

ファン（患者さん）へのメッセージ

（ご家族に）消炎・鎮痛・解熱作用が強いのでとても役立つ反面、急な体温の低下や血圧の低下がみられることがあり、状態の悪い患者さんに使用するときは医療者へ相談されたほうがよいでしょう。

（坂本雅樹）

フルルビプロフェン アキセチル
（ロピオン®注）

薬が飲めないときはこの選手の出番。ピンチのときの強い味方！

（年俸）【注射】50mg ¥210

**この選手の
強み・弱みと
注目ポイント**

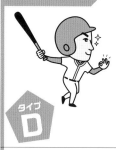

**タイプ
D**

　　NSAIDs のなかで唯一の注射薬。Tmax は 6.7 分と即効性に優れる。$T\frac{1}{2}$ は 5.8 時間だが、臨床上の効果は 3〜4 時間程度だろう。**経口摂取できないときや、体性痛や炎症を伴う疼痛など NSAIDs が得意な痛みに対しての定時およびレスキュー使用などに適する**。添付文書上の用法では「ゆっくり静注」とされているが、現場ではなかなか「ゆっくり静注」しにくく、生理食塩液 50〜100mL に溶解しての点滴投与が多い。持続投与が有効という報告もあるが、あまり行われていない。**脂肪乳剤なので筋注や皮下注ができないことが残念**。

DATA

使いかた▶**定時投与、レスキュー**

剤形▶**注射薬**

規格▶ 50mg

開始用量▶ 50mg

薬物動態▶効果発現時間 30 分、Tmax 6.7 分、$T\frac{1}{2}$ 5.8 時間

投与間隔▶ 8〜12 時間

一日の投与回数▶ 1〜3 回

**＼ チャートでキャッチ！／
この製剤のクセ**

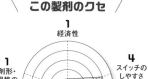
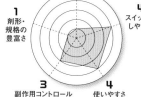

ファン（患者さん）へのメッセージ

NSAIDs のおくすりのなかで、たった一つの注射薬です。口からおくすりが飲めない場合に大活躍します。

（坂本雅樹）

ジクロフェナクナトリウム貼付剤
（ジクトル®テープ）

やっと出た、全身に効く NSAIDs の経皮吸収型がん疼痛治療薬！

年俸 **【貼付剤】**75mg ¥157

**この選手の
強み・弱みと
注目ポイント**

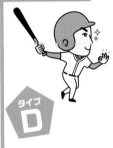

タイプ **D**

世界初の経皮吸収型がん疼痛治療薬の NSAIDs として、2021 年 5 月に新発売された製剤。**1 日 1 回 2 枚貼付、3 枚 / 日まで増量可能**であり、3 枚貼付時とジクロフェナク錠 100mg/ 日内服の血中ジクロフェナク濃度がほぼ同等とされている。使用法としては、がん疼痛に対して NSAIDs を開始したいときや、内服が苦痛になったが NSAIDs 定時投与を継続したいときなどが想定される。臨床試験での主な副作用は貼付部搔痒感 4.6%、上腹部痛、貼付部紅斑等 2.8％とされているが、内服同様に消化管粘膜障害、腎機能障害などの副作用に十分に留意する必要があるだろう。

DATA
使いかた▶定時投与
剤形▶貼付剤
規格▶ 75mg
開始用量▶ 150mg
薬物動態▶効果発現時間 30 分
投与間隔▶ 24 時間
1 日の投与回数▶ 1 回

**チャートで
キャッチ！
この製剤のクセ**

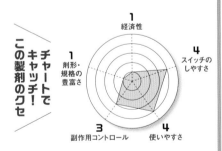

ファン（患者さん）へのメッセージ
手軽に用いることができる反面、湿布のように痛い部分にやたら貼るのは、血中濃度が上昇して危険です。使用枚数を守るようにしましょう。

（坂本雅樹）

チームエヌセ：NSAIDs

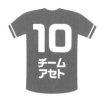

ア（asetoaminofen）リーグ
（アセトアミノフェン）

チームアセト：
アセトアミノフェン

打順 （選択順）	❶錠剤、細粒 ❷注射薬、坐剤

加入選手 （2017年以降）	なし

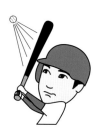

チャートでみる
このチームの特徴

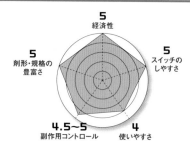

2013年のアセリオ®加入以降、さらにファンが急増。小児〜成人〜高齢者まで、幅広い世代のファン（患者）に愛される老舗球団。

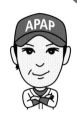

このチームの強み・弱みと注目ポイント

　NSAIDs とともに WHO 三段階徐痛ラダーの第一段階の薬剤で、小児〜成人〜高齢者まで幅広い世代で使用される非オピオイド製剤。COX 阻害作用が弱く抗炎症作用はないため、消化管、腎臓、血小板機能への影響は少なく、NSAIDs が胃潰瘍や腎不全などの重篤な合併症のリスクとなることに比べ、副作用は少ない。**特に高齢、腎機能障害等の患者で、軽度〜中等度の疼痛がある場合、第一選択薬としてアセトアミノフェンが推奨される。**がん疼痛では高用量で鎮痛効果を発揮することが知られ、日本緩和医療学会「がん疼痛の薬物療法に関するガイドライン　2020 年版」では、1 日 2,400〜4,000mg 程度が妥当な鎮痛量とされる。ただし、**骨転移痛に対しては一般的に NSAIDs より推奨は劣る。**

　最も重篤な副作用は過剰投与による肝細胞壊死で、肝機能障害の患者やアルコール常用者はそのリスクが高まる。**長期投与する場合は定期的な肝機能等のチェックが必要**である。また市販の解熱鎮痛薬、総合感冒薬の多くにアセトアミノフェンが含まれ、知らずに併用してしまうリスクがあるため問診で確認する。通常、疼痛コントロールが不十分な場合はオピオイドが併用されるが、**NSAIDs の併用も可能。**

（十九浦宏明）

経口薬

アセトアミノフェン錠剤
（カロナール®錠、コカール®錠、アセトアミノフェン錠など）

誰もが知っているベテラン選手。故障（副作用）が少なく、監督も扱いやすい。安定感あり、出塁率も No.1 のトップバッター。

[年俸]【錠剤】〈カロナール®錠〉200mg ¥6、300mg ¥7、500mg ¥8 など

この選手の強み・弱みと注目ポイント

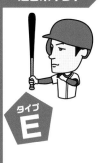

タイプ E

　内服可能な患者では、通常、第一選択となる製剤。しかし、がん疼痛では 1 回 600〜1,000mg、1 日 2,400〜4,000mg が妥当な使用量とされているため、定期内服が必要な患者で、院内に 200mg 製剤しか採用がない場合は 1 回 3〜5 錠、1 日 4〜6 回程度の内服が必要である。また**錠剤が比較的大きく、患者の負担となる可能性がある**。500mg 製剤が発売されたことで、1 回の内服における錠数の負担は軽減された。しかし前述のように錠剤が大きいことから、**内服の負担がないかどうか、患者への確認が適宜必要**である。その負担は今後軽減される可能性がある。

DATA
使いかた▶**定時投与、レスキュー**
剤形▶**錠剤**
規格▶**200mg、300mg、500mg**
開始用量▶**300〜1,000mg/ 回**
薬物動態▶**効果発現時間 約 30 分、Tmax 約 0.45 時間、T½ 約 2.4 時間**
投与間隔▶**4〜6 時間以上**
一日の投与回数▶**4〜6 回**

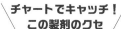
チャートでキャッチ！この製剤のクセ

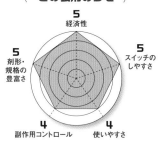

経済性 5
スイッチのしやすさ 5
剤形・規格の豊富さ 5
副作用コントロール 4
使いやすさ 4

ファン（患者さん）へのメッセージ
市販薬にはアセトアミノフェンがかなり含まれているものが多いです。医師や看護師に確認することなく、市販薬を内服しないように注意しましょう。

（十九浦宏明）

アセトアミノフェン原末
（カロナール®細粒、アセトアミノフェン細粒、カロナール®原末など）

> シニア世代のハートをがっちりキャッチ。選球眼のよさから、相手ピッチャー（患者）によっては、錠剤に変わり出場する。

年俸 【細粒】〈カロナール®細粒〉20％製剤 ¥7/g、50％製剤 ¥9/g、100％製剤 ¥7/g など

この選手の強み・弱みと注目ポイント

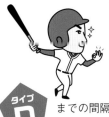

タイプ **D**

錠剤とともに第一選択となる薬剤だが、錠剤が使用しづらい患者（高齢者や胃瘻の患者など）はこちらを選択。規格は 20％製剤、50％製剤、原末があるが、がん疼痛では高用量が推奨されるため、1 回の内服量が負担となる場合は原末が望ましい。

注意点は、**錠剤と同様、内服量・回数の負担を確認する**ことや、定期内服で、たとえば 1 日 4 回の場合、毎食後・就寝前という飲みかたが多く、この場合就寝前～朝までの間隔が長くなる。**もしも夜間に患者が痛みを訴えた場合、ア**セトアミノフェンの切れ目の痛みである可能性はないか検討する。

DATA
使いかた▶定時投与、レスキュー
剤形▶細粒
規格▶ 20%製剤、50%製剤、100%製剤
開始用量▶ 300～1,000mg/ 回
薬物動態▶効果発現時間 約 30 分～1 時間、Tmax 約 0.43 時間、T½ 約 2.4 時間
投与間隔▶ 4～6 時間以上
一日の投与回数▶ 4～6 回

チャートでキャッチ！この製剤のクセ

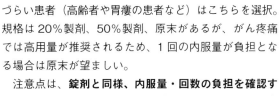

経済性 5
スイッチのしやすさ 5
剤形・規格の豊富さ 3
副作用コントロール 4
使いやすさ 4

ファン（患者さん）へのメッセージ
このおくすりの飲みかただと、夜間に痛みが出たり強くなる可能性があります。その場合は医療者にお知らせください。

（十九浦宏明）

チームアセト：アセトアミノフェン

アセトアミノフェン坐剤
（カロナール®坐剤、アンヒバ®坐剤など）

子どもや親のハートをキャッチ。主戦場は小さなスタジアム（施設、在宅）だが、選球眼が光る代打（レスキュー）の切り札。

┌─年俸─┐【坐剤】〈カロナール®坐剤〉100mg ¥20、200mg ¥25、400mg ¥37 など

この選手の強み・弱みと注目ポイント

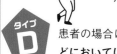

タイプ **D**

　日本では、アセトアミノフェンの坐剤は小児用量のみでしか製造・販売がされておらず、**基本的には小児用の薬剤**である。したがって、成人の使用量について明確な基準はなく、また坐剤という投与経路の特徴から、通常、定時使用は行われない。日常診療では、経口摂取が困難な患者に対して発熱時あるいは疼痛時にレスキューで使用されることが多い。

　注射薬の登場により、院内で頻回の定時投与が必要な患者の場合は注射薬が選択されることが多いが、逆に**在宅や施設などにおいては、内服困難かつ静脈投与ができない患者に重宝される**。

DATA
使いかた▶レスキュー
剤形▶坐剤
規格▶100mg、200mg、400mg
開始用量▶明確な基準はない（成人の投与量に準ずる）
薬物動態▶効果発現時間 約1〜3時間、Tmax 約0.9時間、T½ 約2.2時間
投与間隔▶4〜6時間以上
一日の投与回数▶通常1〜3回程度

チャートでキャッチ！この製剤のクセ

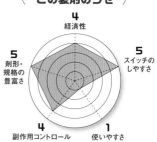

- 経済性 4
- スイッチのしやすさ 5
- 剤形・規格の豊富さ 5
- 副作用コントロール 4
- 使いやすさ 1

┌─────────────────────────┐
│ **ファン（患者さん）へのメッセージ** │
│ 日本では、小児用としてしか用いられていないおくすりです。口から飲むことが難しいときに活躍します。 │
└─────────────────────────┘

（十九浦宏明）

アセトアミノフェン注射薬
(アセリオ® 静注液)

この選手の加入でチームのファンが急増。抜群の選球眼で、入団当初から大活躍。今後も高年棒（薬価）に見合った活躍（効果）が期待されるチームのスター選手。

[年 俸]【注射】1 バイアル 1,000mg ¥320

この選手の 強み・弱みと 注目ポイント

「経口製剤および坐剤の投与が困難な場合」に限り、本剤が選択される。

発熱・疼痛患者に対して、定時・レスキュー、いずれの使用方法も可能であり、1 回の投与時間は 15 分で、投与後速やかに効果を発揮するが、年俸（薬価）は高い。

体重によって投与量の制限があり、**特に体重が 50kg 未満の患者では投与量に注意が必要。**

そのほか、内服と同様、**定時で使用する場合は 1 日 4 ～6 回程度の投与回数となるため、管理する看護師の負担もやや多い。**

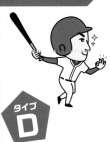

タイプ D

DATA
使いかた▶定時投与、レスキュー
剤形▶注射薬
規格▶1 バイアル 1,000mg
開始用量▶300～1,000mg/ 回
薬物動態▶効果発現時間 約 15 分、Tmax 約 0.25 時間、T½ 約 2.7 時間
投与間隔▶4～6 時間以上
一日の投与回数▶4～6 回

チャートでキャッチ！ この製剤のクセ

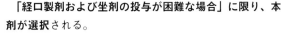

- 経済性 2
- スイッチのしやすさ 5
- 使いやすさ 2
- 副作用コントロール 4
- 剤形・規格の豊富さ 3

ファン（患者さん）へのメッセージ

おくすりを口から飲むのが難しく、さらに坐剤を使うのも困難な場合に、はじめて使うおくすりです。体重制限があるので、50kg 未満のかたに用いるときは注意します。

チームアセト：アセトアミノフェン

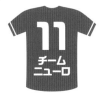

ニュー（neuropathic pain）リーグ
（神経障害性疼痛薬）

チームニューロ：
神経障害性疼痛薬

打順 (選択順)	

❶プレガバリン（経口）
　ミロガバリン（経口）
❷クロナゼパム（経口）
❸カルバマゼピン（経口）
❹ガバペンチン（経口）
❺バルプロ酸ナトリウム（経口）

加入選手 (2017年以降)	

ミロガバリン（経口）2019年

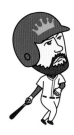

チャートでみる
このチームの特徴

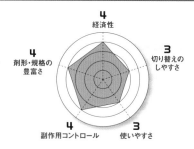

経済性 4
切り替えの
しやすさ 3
使いやすさ 3
副作用コントロール 4
剤形・規格の
豊富さ 4

鎮痛補助薬でも有名選手が属するチーム。ベテラン選手と新規加入選手の特徴を理解して、痛みに応じて使い分けを！

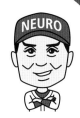

このチームの強み・弱みと注目ポイント

　鎮痛補助薬の代表薬であるプレガバリンとミロガバリンが所属するチーム。両選手は多くの場面で起用（汎用）されているように、適応となる場面は多く、鎮痛補助薬の使用を検討するときの第一選択薬にもなり得る。一方で、そのほかの薬剤の優先順位は低く、有効と想定される場面を選んで使い分ける必要がある。

　どの鎮痛補助薬にも共通することだが、**鎮痛補助薬に過剰な期待は禁物**である。**あくまでもがん由来の神経障害性疼痛にはオピオイドが第一選択薬**。オピオイドだけでは鎮痛が不十分なとき、オピオイドの副作用が忍容できずにベースアップをためらうときに、オピオイドの"補助"として鎮痛補助薬を用いることが推奨される。ただし、**鎮痛補助薬にもそれぞれ独自の副作用があるので、メリット・デメリットを考えながら慎重に薬剤を選択すること**。

　"神経障害性疼痛→鎮痛補助薬"ではないことを忘れずに！

チームニューロ：神経障害性疼痛薬

（平塚裕介）

経口薬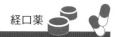

プレガバリン（リリカ®錠・カプセル、プレガバリン錠・カプセル）

最も親しみのある鎮痛補助薬。チームの顔となる4番打者！

（年俸）**【錠剤／カプセル】**〈リリカ®錠／カプセル〉25mg ¥62、75mg ¥103、150mg ¥142 〈プレガバリン錠／カプセル〉25mg ¥22、50mg ¥30（錠のみ）、75mg ¥36、150mg ¥50

この選手の強み・弱みと注目ポイント

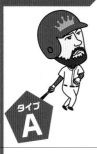

タイプ **A**

　神経障害性疼痛に対して鎮痛補助薬を使用する際の、第一候補の一つ。神経障害性疼痛に対しての適応も認められている。**薬物相互作用の心配が少なく、オピオイドなどの他剤とも併用しやすい。**副作用としては眠気や浮動性めまいがあるので転倒に注意が必要である。頻度は少ないが浮腫も生じ得る。腎機能障害を認める場合には減量投与が必要である。これらの**副作用と鎮痛効果をみながら数日ごとに少量ずつ増量していく。**効果が乏しい場合は、離脱症状を避けるために、数週間をかけて漸減する方法が望ましい。

DATA

使いかた▶定時投与
剤形▶錠剤、カプセル
規格▶**【錠剤／カプセル】**25mg、50mg（錠のみ）、75mg、150mg
開始用量▶50～100mg/日、高齢者では25mg/日も可（分1）
薬物動態▶効果発現時間 数日～1週間、Tmax 1時間、T½ 5～9時間
1日の投与回数▶1日2回（朝夕食後または朝食後と就寝前）

＼チャートでキャッチ！／
この製剤のクセ

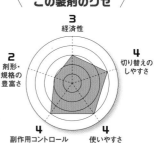

ファン（患者さん）へのメッセージ

副作用として、投与開始後や増量後に眠気やめまいが原因で転倒してしまう可能性がありますので注意してください。

（平塚裕介）

ミロガバリン（タリージェ®錠）

プレガバリンの強力なライバルである期待の若手選手。将来を期待される3番打者。

年俸 【錠剤】〈タリージェ®錠〉2.5mg ¥75、5mg ¥103、10mg ¥143、15mg錠 ¥173

この選手の強み・弱みと注目ポイント

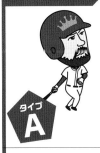

タイプ A

プレガバリンと同じく、神経障害性疼痛に対して鎮痛補助薬を使用する際の、第一候補の一つ。神経障害性疼痛に対しての適応も認められている。**プレガバリンとは作用部位がほとんど同じなので、メリットやデメリットに大きな差はない。つまり、薬物相互作用の心配が少なく、眠気や浮動性めまい、浮腫などの副作用も同様。ただ、プレガバリンよりは眠気やめまいの頻度は少ない可能性がある。**腎機能障害を認める場合には減量投与が必要。増量する場合は数日ごとに、中止する場合は数週間かけて漸減する。

DATA
使いかた▶定時投与
剤形▶錠剤
規格▶【錠剤】2.5mg、5mg、10mg、15mg
開始用量▶5〜10mg/日、高齢者では2.5mg/日も可（分1）
薬物動態▶効果発現時間 数日〜1週間、Tmax 1時間、T½ 2〜4時間
1日の投与回数▶1日2回（朝夕食後または朝食後と就寝前）

チャートでキャッチ！この製剤のクセ

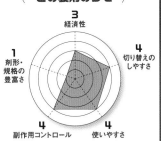

- 経済性 3
- 切り替えのしやすさ 4
- 剤形・規格の豊富さ 1
- 副作用コントロール 4
- 使いやすさ 4

ファン（患者さん）へのメッセージ
プレガバリンと似ているおくすりですが、投与開始後や増量後に眠気やめまいが出る頻度は、プレガバリンより少ない可能性があります。可能性は低いものの、同様に転倒には注意しましょう。

（平塚裕介）

チームニューロ：神経障害性疼痛薬

カルバマゼピン（テグレトール®錠・細粒、カルバマゼピン錠・細粒）

職人気質でここぞという場面で渋く仕事を決めてくれる。小技の効く昔ながらの2番打者。

年俸【錠剤】〈テグレトール®錠〉100mg ¥6円、200mg ¥9 〈テグレトール®細粒〉50% ¥19/g など

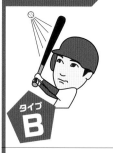

この選手の強み・弱みと注目ポイント

タイプ **B**

三叉神経痛に適応があり、**頭頸部がんの浸潤などで三叉神経痛を認める場合に効果が期待できる**。神経障害性疼痛の適応はない。CYP3A4を顕著に誘導するため、オキシコドンやフェンタニルと併用するとそれらの血中濃度が低下し、痛みが悪化する可能性がある。**副作用として、骨髄抑制や皮疹、低ナトリウム血症も認めるため、使いどころが難しい。**三叉神経痛以外での出番はほとんどないと考えてよい。血中濃度の安定に時間がかかるため、1〜2週間ごとに100mgずつ増量する。**腎機能障害に応じた調整は不要であるが、肝機能障害を有する場合は減量投与が必要。**

DATA
使いかた▶定時投与
剤形▶錠剤、細粒
規格▶【錠剤】100mg、200mg 【細粒】50%
開始用量▶ 200mg/日、高齢者では100mg/日も可（分1）
薬物動態▶効果発現時間 数日以内、Tmax 4〜8時間、T½初期は50時間、反復投与で8〜24時間
1日の投与回数▶1日2回（朝夕食後または朝食後と就寝前）

チャートでキャッチ！この製剤のクセ

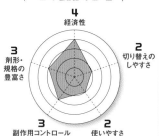

- 経済性 4
- 切り替えのしやすさ 2
- 剤形・規格の豊富さ 3
- 副作用コントロール 3
- 使いやすさ 2

ファン(患者さん)へのメッセージ
プレガバリンやミロガバリン同様、投与開始後や増量後の眠気やめまいによる転倒に注意します。皮疹は軽度のことが多いですが、悪化するようであれば受診しましょう。

（平塚裕介）

バルプロ酸ナトリウム（セレニカ®R顆粒・R錠、デパケン®細粒・R顆粒・錠・R錠・シロップ）

限られた出番のなか、目立ちはしないが仕事をしっかりする守備職人！

年俸 〈セレニカ®〉R40%顆粒 ¥29、R200mg錠 ¥17、R400mg錠 ¥27
〈デパケン®〉20%細粒 ¥12、40%顆粒 ¥19、5%シロップ ¥8、100mg錠
¥10、200mg錠 ¥11、100mgR錠 ¥9、200mgR錠 ¥13

この選手の強み・弱みと注目ポイント

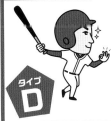

タイプ **D**

ほかの神経障害性疼痛へ用いる抗てんかん薬に比べ、**副作用が少ないのが最大の特徴**。さまざまな剤形があり、投与経路のバリエーションも多い。しかし、**神経障害性疼痛への適応はない**。頻度としては少ないものの、肝機能障害や高アンモニア血症の副作用を有するため、肝機能障害をもつ患者への投与は避けるべき。神経障害性疼痛への有効性は確立していないものの、ほかの抗てんかん薬が副作用で使用できないときに、使用を検討してもよいかもしれない。

DATA

使いかた▶定時投与
剤形▶錠剤、顆粒、シロップ
規格▶100mg錠、200mg錠、400mg錠、20%顆粒、40%顆粒、5%シロップ
開始用量▶150〜200mg/日
薬物動態▶効果発現時間24時間以内、Tmax 1〜2時間（徐放性製剤で5〜10時間）、T½ 9〜18時間
1日の投与回数▶1日1回（就寝前）

チャートでキャッチ！この製剤のクセ

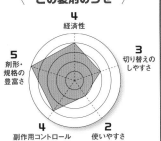

4 経済性
3 切り替えのしやすさ
5 剤形・規格の豊富さ
4 副作用コントロール
2 使いやすさ

ファン（患者さん）へのメッセージ

食欲低下や傾眠を認める場合には、肝機能障害や高アンモニア血症の可能性があるため、血液検査を行います。

チームニューロ：神経障害性疼痛薬

（平塚裕介）

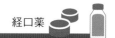

ガバペンチン（ガバペン®錠・シロップ）

チームを長年支えてきたベテラン選手。困ったときの代打の切り札！

[年俸]【錠剤】200mg ¥41、300mg ¥55、400mg ¥67　【シロップ】5% ¥23

**この選手の
強み・弱みと
注目ポイント**

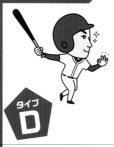

**タイプ
D**

　プレガバリンやミロガバリンが有効だが薬価を抑えたい場合や、吃逆（しゃっくり）やむずむず脚症候群を伴う場合には切り替えを検討してもよいかもしれない。神経障害性疼痛に対して適応が認められていない。プレガバリンとは作用部位が同じなので、メリットやデメリットは同様である。つまり、**薬物相互作用の心配が少なく、副作用としては眠気や浮動性めまい、浮腫があげられる**。腎機能障害を認める場合には減量投与が必要。増量する場合は数日ごとに、中止する場合は数週間かけて漸減する。

DATA
使いかた▶定時投与
剤形▶錠剤、シロップ
規格▶【錠剤】200mg、300mg、400mg　【シロップ】5%
開始用量▶600mg/日、高齢者では200～400mg/日も可（分1～2）
薬物動態▶効果発現時間 数日～1週間、Tmax 2～3時間、T½ 5～7時間
1日の投与回数▶1日3回（毎食後）

\チャートでキャッチ！/
この製剤のクセ

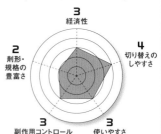

3
経済性

4
切り替えのしやすさ

2
剤形・規格の豊富さ

3
副作用コントロール

3
使いやすさ

ファン（患者さん）へのメッセージ
基本的に、プレガバリンやミロガバリンを使うことが多いですが、価格の安さや痛みにしゃっくりや脚がむずむずする症状を伴う場合に、切り替えを考えるおくすりです。

（平塚裕介）

クロナゼパム（リボトール®錠・細粒、ランドセン®錠・細粒）

縁の下の力持ちで、意外と出番が多い巧打者。下位打線の中心となる6番打者。

年俸 〈リボトリール®〉0.5mg錠 ¥9、1mg錠 ¥12、2mg錠 ¥20、0.1%細粒 ¥12、0.5%細粒 ¥44　〈ランドセン®〉0.5mg錠 ¥9.3、1mg錠 ¥12、2mg錠 ¥21、0.1%細粒 ¥12、0.5%細粒 ¥45

この選手の強み・弱みと注目ポイント

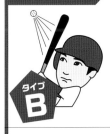

タイプ **B**

ベンゾジアゼピン系の薬剤で、抗てんかん薬として用いられることが多く、**神経障害性疼痛に対して適応はない**。ベンゾジアゼピン系薬剤としては長時間作用型に分類されるため、**投与翌日に眠気やふらつきが残る場合がある**。筋弛緩作用を介して、悪性腸腰筋症候群などの筋浸潤を伴う神経障害性疼痛に対して有効性が期待できる。抗不安作用も有するので、**不安が強い患者では疼痛閾値を上昇させる可能性がある**。緩和ケア領域ではミオクローヌスに用いられることも多い。

DATA

使いかた▶定時投与
剤形▶錠剤、細粒
規格▶【錠剤】0.5mg、1mg、2mg 【細粒】0.1%、0.5%
開始用量▶0.5mg/day
薬物動態▶効果発現時間 20〜60分、Tmax 1〜4時間、T½ 20〜40時間
1日の投与回数▶1日1回（就寝前）、日中の眠気が許容できるならば1日2回（朝食後と就寝前）

チャートでキャッチ！この製剤のクセ

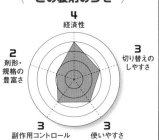

経済性 4
切り替えのしやすさ 3
使いやすさ 3
副作用コントロール 3
剤形・規格の豊富さ 2

ファン（患者さん）へのメッセージ

投与翌日に眠気やふらつきが残る場合があるので注意するほか、不安を抑制するはたらきもあるため不安が強い人では痛みが感じにくくなることなどがあるおくすりです。

（平塚裕介）

ニュー（neuroputhic pain）リーグ
（神経障害性疼痛薬）

チームディプレ：
抗うつ薬

打順 （選択順）	

❶デュロキセチン（サインバルタ®カプセル）（経口）
❷アミトリプチリン（トリプタノール®錠）（経口）
　（❶❷は入れ替わる可能性あり）
❸ノリトリプチリン（ノルトレン®錠）（経口）、アモキサ
　ピン（アモキサン®カプセル・細粒）（経口）、クロミプ
　ラミン（アナフラニール®錠・点滴静注液）（経口）、パ
　ロキセチン（パキシル®錠）（経口）、エスシタロプラム
　（レクサプロ®錠）（経口）、セルトラリン（ジェイゾロフ
　ト®錠）（経口）、ミルタザピン（リフレックス®錠、レメ
　ロン®錠）（経口）

加入選手 （2017 年以降）	なし

チャートでみる
このチームの特徴

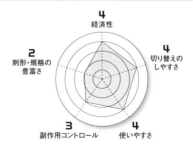

ニューリーグのなかでも伝統のあるチームの一つ。リーグのなかでは選手層も厚いほうで、痛みから抑うつまで対応可能。

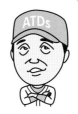

このチームの強み・弱みと注目ポイント

　このチームはペインリーグのなかで、特に"ピリピリした""焼けるような"に代表される電撃性の弱い痛みに対して有効である。特に"電気が走るような""ビリっとする"などの電撃性の強い痛みには抗痙攣薬を使うことが多く、使い分けがポイントである。

　エビデンスが最も豊富なものはアミトリプチリン、デュロキセチンなので、まずはこれらを考慮する（より強力に有効性を重視したい際にはアミトリプチリン、便秘などの抗コリン系の副作用を避けたい場合にはデュロキセチンから開始することが多い）。がん種を限定せず使用できるが、製剤のバリエーションに乏しく、クロミプラミンの点滴はあるものの、それ以外は内服薬しかない。三環系抗うつ薬であるアミトリプチリン、クロミプラミン、ノルトリプチリン、アモチサピンなどは薬価が安い。不安や強迫性の高い患者では選択的セロトニン再取り込み阻害薬（SSRI：パロキセチン、エスシタロプラム、セルトラリンなど）が有効なことも。

　処方の際には、"うつ病"に効果を期待しているのではなく"痛み止め"であると、患者に説明しておく。この説明をしておかないと、患者が薬局で薬をもらう際に、薬剤師からうつ病の薬であると説明があった場合には、「自分はうつ病ではない」と考え、内服しない場合があるので注意が必要。

チームディフレ：抗うつ薬

（松岡弘道）

三環系抗うつ薬（TCA）
アミトリプチリン（トリプタノール®錠）

性格上のクセが強い（口渇、便秘などの抗コリン系の副作用が出やすい）が、チームのみんなが目標にする最古参の超ベテラン選手！

年俸 【錠剤】10mg/25mg ¥10

この選手の強み・弱みと注目ポイント

タイプ C

若いころから安定した実力を発揮し、ほかのリーグにも名前が知られており、このチームでの出場機会の頻度は高い。高頻度で出現する抗コリン系の副作用（口渇、排尿障害、便秘）の状況と相談しながら、有効な用量まで増量する。少量でも有効なこともあるが、**40〜60mg/日まで増量できれば、神経障害性疼痛を中心に幅広い疼痛に鎮痛効果が期待できる**。緑内障や心筋梗塞の回復期の患者には禁忌。内服できないときは、兄弟選手であるクロミプラミンの点滴を行うことがある。また、心伝導系への副作用で、1週間分の過量内服が致死的となる可能性があることに留意して処方する。

DATA
使いかた▶定時投与
剤形▶錠剤
規格▶ 10mg、25mg
開始用量▶ 10mg（寝る前）
薬物動態▶ Tmax 4.4〜8.7時間、T½ 約31時間
投与間隔▶数時間〜24時間ごと
1日の投与回数▶ 1〜3回

チャートでキャッチ！ この製剤のクセ

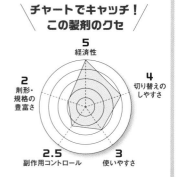

- 5 経済性
- 4 切り替えのしやすさ
- 3 使いやすさ
- 2.5 副作用コントロール
- 2 剤形・規格の豊富さ

ファン（患者さん）へのメッセージ

口の渇きや排尿障害、便秘などを許容できると、増量で安定した効果が期待できるおくすりです。ただし、これら副作用の発生頻度は高く、耐えられないと感じたときは他剤も検討しますのでお伝えください。

（松岡弘道）

経口薬

セロトニン・ノルアドレナリン再取り込み阻害薬（SNRI）
デュロキセチン（サインバルタ®カプセル）

欧米時代から神経障害性疼痛を中心に、幅広い痛みに適応をもつ有名中堅選手！

年俸 【錠剤】20mg ¥141、30mg ¥190

この選手の強み・弱みと注目ポイント

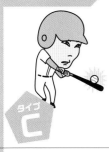

タイプ C

　監督へのアピールが強く、他リーグにも名前が知れており、出場機会はこのチームで最高頻度の選手。しかし、実力を発揮する場面（特に"チクチクした"に代表される電撃性の弱い痛み）と、発揮できない場面（特に"電気が走るような""ビリっとする"電撃性の強い痛み）が比較的分かれやすい。**投与初期に3割前後に出現する軽度の悪心、食欲不振、倦怠感、トラマドール、タペンタドールなどのセロトニン作用を増強する薬剤との併用時のセロトニン症候群、高齢男性では尿閉への注意がポイント。**

DATA
使いかた▶定時投与
剤形▶錠剤
規格▶ 20mg、30mg
開始用量▶ 20mg（朝）
薬物動態▶ Tmax 7.5 時間、T½ 15.3 時間
（20mg の場合）
投与間隔▶ 24 時間ごと
1 日の投与回数▶ 1 回

\チャートでキャッチ！/
\ この製剤のクセ /

経済性 3
切り替えのしやすさ 4
使いやすさ 4
副作用コントロール 3
剤形・規格の豊富さ 2

チームディプレ：抗うつ薬

ファン（患者さん）へのメッセージ
開始後に軽度の悪心、食欲不振、倦怠感を生じることがありますが、多くは1 週間以内に改善します。ドンペリドン、メトクロプラミド、モサプリドなどの制吐薬をその間併用することがあります。

（松岡弘道）

経口薬

三環系抗うつ薬（TCA）
ノルトリプチリン（ノリトレン®錠）

アミトリプチリンから多くを学んだベテラン選手。性格上の癖が改善されているが、控えめな性格から出場機会が限られている。

年俸 **【錠剤】**10mg ¥6、25mg ¥10

この選手の強み・弱みと注目ポイント

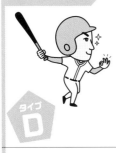

タイプ **D**

アミトリプチリンを反面教師にして成長したため、性格上の癖（副作用）はかなり改善されている。安定した実力（有効性）をもつが首脳陣へのアピールが弱く、出場機会は限られている。30〜75mg/日まで増量できれば、神経障害性疼痛を中心に幅広い疼痛に鎮痛効果が期待できる。緑内障や心筋梗塞の回復期の患者には禁忌。施設により、副作用が少ない三環系抗うつ薬という同じ位置づけのアモチサピンを使うこともある。心伝導系への副作用で1週間分の過量内服が致死的となる可能性があることに注意し、処方しよう。

DATA
使いかた▶定時投与
剤形▶錠剤
規格▶【錠剤】10mg、25mg
開始用量▶10mg（寝る前）
薬物動態▶Tmax 約4.8時間、T½ 約26.7時間
投与間隔▶数時間〜12時間ごと
1日の投与回数▶2〜3回

チャートでキャッチ！ この製剤のクセ

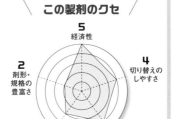

- 経済性 5
- 切り替えのしやすさ 4
- 使いやすさ 4
- 副作用コントロール 3
- 剤形・規格の豊富さ 2

ファン（患者さん）へのメッセージ
抗コリン系の副作用である口の渇きや排尿障害、便秘などが軽減されており、増量により安定した効果が期待できるおくすりです。

（松岡弘道）

選択的セロトニン再取り込み阻害薬（SSRI）
パロキセチン（パキシル ® 錠）

先輩である三環系抗うつ薬から多くを学んだ中堅選手。強迫性が高い（こだわりが強い）、不安が強いなどの特徴のある人の痛みには有効性が期待できる。

年俸【錠剤】10mg ¥69

この選手の
強み・弱みと
注目ポイント

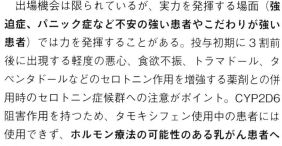

タイプ
B

　　　出場機会は限られているが、実力を発揮する場面（**強迫症、パニック症など不安の強い患者やこだわりが強い患者**）では力を発揮することがある。投与初期に3割前後に出現する軽度の悪心、食欲不振、トラマドール、タペンタドールなどのセロトニン作用を増強する薬剤との併用時のセロトニン症候群への注意がポイント。CYP2D6阻害作用を持つため、タモキシフェン使用中の患者には使用できず、**ホルモン療法の可能性のある乳がん患者への使用は控えたほうが無難**である。SSRIのなかでも最も強力な作用をもつ（SSRIでありながらノルアドレナリン再取り込み阻害作用も報告されている）が、最近は同じSSRIでも相互作用や用量調整などの点で有利なエスシタロプラムやセルトラリンにその地位をおびやかされている。

DATA

使いかた ▶ **定時投与**　　剤形 ▶ **錠剤**
規格 ▶ 5mg、10mg、20mg
（CR錠は12.5mg、25mg）
開始用量 ▶ 10mg（夕食後）
薬物動態 ▶ Tmax 約5時間、
T½ 約14時間（20mg）
投与間隔 ▶ 24時間　　1日の投与回数 ▶ 1回

チャートでキャッチ！この製剤のクセ

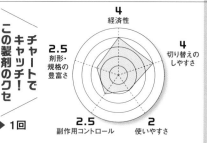

チームディプレ：抗うつ薬

ファン（患者さん）へのメッセージ

開始後に軽度の悪心、食欲不振、倦怠感を生じることがありますが、多くは1週間以内に改善するので、事前に説明しておきます。ドンペリドン、メトクロプラミド、モサプリドなどの制吐薬をその間併用することがあります。

（松岡弘道）

ノルアドレナリン作動性・特異的セロトニン作動性抗うつ薬（NaSSA）
ミルタザピン（リフレックス®錠、レメロン®錠）

不眠や制吐作用もセールスポイント！の異色の選手。

年俸【錠剤】15mg ¥109～110

**この選手の
強み・弱みと
注目ポイント**

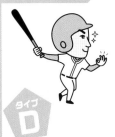

タイプ **D**

　鎮痛薬としての出場機会は非常に限られているが、**早い効果発現（Tmax 約 1 時間）をもち、実力を発揮する場面（不眠、悪心、食欲不振などを伴う症例）ではクリーンヒットを放つことがある。**投与初期の倦怠感が許容できるようであれば選択肢になる。**日中の強い眠気、倦怠感が生じることが多い**ため、少量（0.5 錠など）からの開始が望ましい。

DATA
使いかた▶定時投与
剤形▶錠剤
規格▶15mg
開始用量▶15mg（寝る前）
薬物動態▶Tmax 約 1 時間、T½ 約 31 時間
投与間隔▶24 時間ごと
1 日の投与回数▶1 回

チャートでキャッチ！ この製剤のクセ

- 経済性 4
- 切り替えのしやすさ 4
- 使いやすさ 3
- 副作用コントロール 2.5
- 剤形・規格の豊富さ 2

ファン（患者さん）へのメッセージ
相互作用がないので、がん患者には使用しやすい薬剤です。倦怠感は数日で改善することが多いです。

（松岡弘道）

memo

チームディプレ∷抗うつ薬

ニュー（neuropathic pain）リーグ
（神経障害性疼痛）

13 チームアリス

チーム
アリス

チームアリス：
抗不整脈薬

打順 (選択順)	❶リドカイン（静注用キシロカイン®）（注射）
	❷メキシレチン（メキシチール®カプセル）（経口）
	＊リドカインで評価し、効果あるならメキシチレンを導入する

加入選手 (2017年以降)	なし

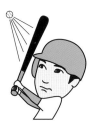

チャートでみる
このチームの特徴

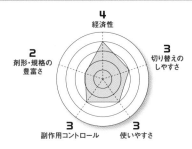

イライラしているときの頼みの綱。神経細胞の過剰興奮を鎮め、ファウル乱発からヒットに導き、"大人な"対応ができるチーム。

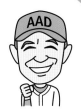

このチームの強み・弱みと注目ポイント

　神経障害性疼痛のなかでも、しびれたような、しめつけられるような、つっぱるような痛みに対して使用する。チームアリスは**抗不整脈薬のクラスⅠbに位置づけられており、Na$^+$チャネルを遮断する**。傷ついた神経によりNa$^+$チャネルが変化して神経が過敏になり、イライラしている神経の過敏反応を抑制する。

　ニューリーグ（神経障害性疼痛薬）のチームニューロ（抗けいれん薬）や、チームディプレ（抗うつ薬）の成績が振るわないときに、切り替えあるいは追加を考慮する。必ずしもヒットするとは限らないため、まずはリドカインのdrug challenge testを行い、効果があるかを評価する。効果があれば、リドカインの持続静注／持続皮下注あるいはメキシレチンの内服を継続する。

　副作用として刺激伝導抑制作用と心筋抑制作用があるため、重篤な刺激伝導障害のある患者には禁忌。投与前には循環器疾患の既往がないか確認し、投与中は心血管系（血圧低下、徐脈など）、中枢神経系（不安、興奮、耳鳴り、振戦、末梢知覚異常など）、消化器系（悪心・嘔吐、食欲不振、胃部不快感など）などの副作用がないか注意して観察する。

（大西佳子）

メキシレチン
（メキシチール® カプセル）

神経障害性疼痛薬や抗うつ薬の効果が乏しいときに。傷ついた神経のイライラを優しく抑えてくれる選球眼。

〔年俸〕【錠剤】50mg ¥14（後発品6〜11円）、100mg ¥21（後発品8〜20円）

この選手の強み・弱みと注目ポイント

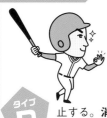

タイプ D

　抗うつ薬含む神経障害性疼痛薬の成績が振るわないときに考慮する。**経口投与できるため、導入しやすいことがメリットだが、患者すべてに効果がみられるわけではない**（有痛性糖尿病性神経障害の自発痛、しびれ感に対して承認）。**重篤な刺激伝導障害のある患者には禁忌。** 2週間の投与で効果がみられない場合は投与を中止する。

　主な副作用に悪心、食欲不振、腹痛、胃腸障害などの消化器症状があるため、副作用が出現した際は減量・中止する。**消化器症状のリスクがあるが、眠気やふらつきなどの精神作用が少ないので、せん妄がハイリスクの際の選択肢の一つ**である。

DATA

使いかた▶**定時投与**
剤形▶**錠剤**
規格▶ 50mg、100mg
開始用量▶ 150mg（1回50mg、1日3回）
薬物動態▶ Tmax 約3時間、T½ 約10時間
1日の投与回数▶ 1日3回（毎食後）

チャートでキャッチ！この製剤のクセ

- 5 経済性
- 3 切り替えのしやすさ
- 4 使いやすさ
- 3 副作用コントロール
- 2 剤形・規格の豊富さ

ファン（患者さん）へのメッセージ

効果が確実ではないため、まずはお試しで開始しましょう。効果があれば継続・増量しますが、2週間投与して効果なければ中止します。また、副作用の消化器症状が出現したら医療者にお伝えください。

（大西佳子）

リドカイン（静注用キシロカイン®）

神経障害性疼痛薬や抗うつ薬の効果が乏しいときに。傷ついた神経
のイライラを優しく抑えてくれる選球眼で、素早く効果判定！

〔年俸〕【注射】2%（5mL）¥94～97円、2%（10mL）¥136～160

**この選手の
強み・弱みと
注目ポイント**

タイプ
D

抗うつ薬含む神経障害性疼痛薬の抗うつ薬の成績が振るわないときに考慮する。drug challenge test により、30分で効果判定ができることが強み。

神経細胞の過剰興奮、異所性発火の病態による痛み、すなわち、神経障害性疼痛や組織損傷による痛みや、腹膜播種・がん性腹膜炎に関連する痛みに対して効果が期待できる。**刺激伝導抑制作用と心筋抑制作用があるため、重篤な刺激伝導障害（ペースメーカ未使用の2～3度房室ブロックなど）のある患者には禁忌である。用量依存的に不安や興奮、耳鳴り、振戦、末梢知覚異常などの中枢神経症状が出現し、時には意識消失、全身痙攣を起こすこともあるため、十分な観察を行うことがポイント。**

DATA

使いかた▶持続投与

剤形▶注射

規格▶5mL、10mL

開始用量▶キシロカイン（静注用2%キシロカイン®100mg/5mL）1A＋生理食塩液50～100mLを30分程度で点滴し、効果判定する（drug challenge test）。本来の drug challenge test では1mg/kgを静注後、1mg/kgを30分で点滴するが、静注が難しいときやより安全に投与したい場合は、前述の方法で投与する。

**チャートでキャッチ！
この製剤のクセ**

経済性 3
切り替えのしやすさ 3
使いやすさ 3
副作用コントロール 3
剤形・規格の豊富さ 2

ファン（患者さん）へのメッセージ

効果が確実ではないため、事前に drug challenge test を行って効果判定します。リドカインで効果を認めても、経口内服薬のメキシレチンに変更すると効果を認めないことがありますが、まずは試してみましょう。

（大西佳子）

チームアリス：：抗不整脈薬

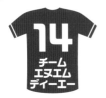

ニュー（neuropathic pain）リーグ
（神経障害性疼痛薬）

チームエヌエムデイーエー：
NMDA 受容体拮抗薬

打順
（選択順）

（❶メサドン）
❷ケタミン（ケタラール®静注用・筋注用）

加入選手
（2017 年以降）

なし

チャートでみる
このチームの特徴

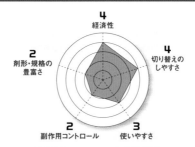

このチームの強み・弱みと注目ポイント

　大脳に密に存在する NMDA 受容体の遮断が麻酔作用に、脊髄後角痛覚系の二次ニューロン NMDA 受容体の遮断が鎮痛作用に関与する。メサドンは、オピオイド作用と NMDA 受容体

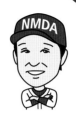

NMDA

オピオイドがなかなか効かない痛みにも対抗でき、ここぞというときに頼みになるホームランバッター。

拮抗作用の両方を併せもつ。詳細はメサドンの項（p.92～）にゆずるが、NMDA受容体拮抗作用をもつことで鎮痛補助薬としても力を発揮するため、難治性疼痛が予測されるとき（腕神経叢や骨盤神経叢浸潤など）は常に念頭に置いておく。**ケタミンは従来、麻酔薬として使用されてきたが、さまざまな神経障害性疼痛を緩和するため、神経障害性疼痛の要素が大きい場合に選択**する。オピオイドが徐々に効きが悪くなってきた（鎮痛耐性）ときに使用することで、鎮痛効果を増強する。痛覚過敏やアロディニア（低刺激でも痛みを感じる）、ワインドアップ現象（繰り返しの痛み刺激による痛みの増強）などを抑える。また、体表の痛みに対しても効果がある。がんが体表まで浸潤し、浸出液が多く、壊死による悪臭があるとき、毎日の洗浄はかなりの苦痛を伴う。**この洗浄時の痛みにも有効**である。抗痙攣薬、抗うつ薬などの効果が乏しいときの次の一手としてNMDA受容体拮抗薬を考慮する。持続皮下注では皮膚の硬結を作ることがあるため、硬結出現時は刺入部位を変更する。**主な副作用に眠気、ふらつき、めまい、悪夢、痙攣などがある。夢のような状態、幻覚あるいは興奮、錯乱状態などが起こることがあるため、注意が必要。事前に患者に説明することで不安軽減につながる。**

チームエヌエムディーエー：NMDA受容体拮抗薬

（大西佳子）

ケタミン
（ケタラール® 静注用・筋注用）

ここぞというときの踏ん張りどころに！ 体表の痛みにも効果がある、頼もしいホームランバッター。

[年 俸]【静注】50mg/5mL ¥292、200mg/20mL ¥718 【筋注】500mg/10mL ¥1,529

**この選手の
強み・弱みと
注目ポイント**

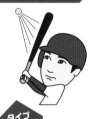

タイプ
B

オピオイドの効きが悪くなってきたときで、神経障害性疼痛の要素が大きい場合や、体表の痛みがあるときに選択する。鎮痛補助薬の抗痙攣薬、抗うつ薬などの効果が乏しいときの次の一手として考慮する。ケタミンは静脈麻酔薬ではあるが、**呼吸への影響が最小限で、気管支拡張作用もあるため、喘息患者にも使いやすい。**持続皮下注では皮膚の硬結に注意する。**主な副作用は眠気、ふらつき、めまい、悪夢、痙攣などがある。夢のような状態、幻覚あるいは興奮、錯乱状態などが起こることがあるため、事前に患者に説明して不安軽減に努める。**

ケタミンは、静脈麻酔薬で注射のみだが、在宅ではケタミンを使うことができない。在宅に帰ることが決定したら、オピオイドに変更したり、最終的には疼痛コントロールが不良なための鎮静もみすえて薬剤調整を行う必要があるかもしれない。しかし、そこまでに至る前に、ケタミンが必要になるほどの難治性疼痛が予測されるときには、初期より神経ブロックや放射線治療の併用を検討していくことが大切である。神経ブロックに関しては、最終的にはモルヒネによるくも膜下鎮静まで考慮していく。

DATA

使いかた▶**持続静注、持続皮下注**

剤形▶**注射**

規格▶**【静注】** 50mg、200mg　**【筋注】** 500mg

開始用量▶**【持続皮下注】** 原液 0.1mL/時（24mg/日）から開始　**【持続静注】** ケタラール® 20mL（200mg）＋生理食塩液 28mL ＝ 48mL 0.3mL/時（30mg/日）から開始

薬物動態▶**効果発現時間 3～5 分、T½ 4 時間**

1 日の投与回数▶**持続投与**

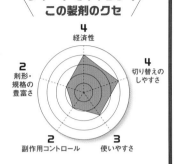

＼チャートでキャッチ！／
＼この製剤のクセ／

- 経済性 4
- 切り替えのしやすさ 4
- 使いやすさ 3
- 副作用コントロール 2
- 剤形・規格の豊富さ 2

ファン（患者さん）へのメッセージ

ケタミンは医療用麻薬です。原色の悪夢をみる可能性がありますので、悪夢をみたら医療者に伝えてください。また、持続皮下注の刺入部の皮膚が硬くなると、痛みが強くなる原因となりますので、気づいたら医療者に伝えましょう。

（大西佳子）

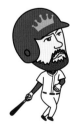

チームエヌエムディーエー：NMDA 受容体拮抗薬

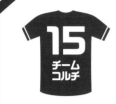

エー（adjuvant analgesic）リーグ
（鎮痛補助薬）

チームコルチ：コルチコステロイド

打順 (選択順)	

❶ デキサメタゾン（デカドロン®）注射液 6.6mg（注射）
デキサメタゾン（デカドロン®）注射液 3.3mg（注射）
デキサメタゾン（デカドロン®）注射液 1.65mg（注射）
❷ ベタメタゾン（リンデロン®）注 20mg（注射）
ベタメタゾン（リンデロン®）注 4mg（注射）
ベタメタゾン（リンデロン®）注 2mg（注射）
❸ デキサメタゾン（デカドロン®）錠 4mg（経口）
デキサメタゾン（デカドロン®）錠 0.5mg など（経口）
❹ ベタメタゾン（リンデロン®）錠 0.5mg（経口）
ベタメタゾン（リンデロン®）散 0.1%（経口）
ベタメタゾン（リンデロン®）シロップ 0.01%（経口）
ベタメタゾン（リンデロン®）坐剤 など（坐剤）

加入選手 （2017 年以降）　なし

チャートでみる このチームの特徴

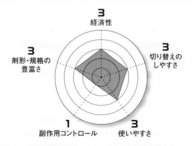

伝統あるチームで、ペインリーグ以外のリーグ（吐き気、呼吸困難、倦怠感）にも幅広く参戦するチーム。

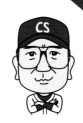

このチームの強み・弱みと注目ポイント

　痛み以外でも登場の出番が多く（がん薬物療法の制吐、呼吸困難、食欲不振の改善など）、緩和ケアを専門としない医療者にとってもおなじみのチーム。鎮痛補助薬としての位置づけは古くからだが、**改訂された WHO ガイドラインでも再度脚光を浴びている**。神経を圧迫する痛みや炎症を伴う痛みに有効で、長打力を有し、ファンから待望論も多い。その反面、代打向きの選手ばかりで、長期で連日スタメン出場を続けていると、副腎をベンチ外に追いやり（二次性の副腎機能低下）、悪友（易感染性、骨密度の低下、ミオパチーなど）を連れてくることもあるので短期間（長くても 1〜2 カ月以内）の出場にとどめたい。ただし、短い期間でも乱闘（せん妄、高血糖）を起こしたり、時間を間違えたり（夜間の不眠）、イラつかせたりする（ステロイドの精神症状）など、胃が痛い（胃十二指腸潰瘍）素行不良が目立つことも。

　他チームのステロイド（**プレドニゾロン、ヒドロコルチゾンなど**）とは抗炎症作用の力価が異なるので、**投与量には注意**したい。生物学的半減期が 3〜4 日と長いので、投与後の持ち越しには注意が必要だが、1 日あたりの打席数が少なくてすむメリットでもある。

（長谷川貴昭）

チームコルチ：コルチコステロイド

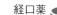
デキサメタゾン
（デカドロン®注射液、デカドロン®錠）

抗がん薬の制吐療法として登場する機会が多く、緩和ケアを専門としない医療従事者でも使用経験が多く、なじみがある選手。

（年俸）【注射】6.6mg ¥280、3.3mg ¥167、1.65mg ¥98　【錠剤】4mg ¥30、0.5mg ¥6

**この選手の
強み・弱みと
注目ポイント**

**タイプ
B**

　皮下注射も1日1回ですむので使いやすい。**4mg錠は内服負担を考えると重宝されることも。**神経圧迫や炎症を伴う痛みに対してステロイドを使いたいときに、長い半減期、電解質作用などの面から、ほかのステロイド製剤より出番が多い（ベタメタゾンも同様）。抗炎症作用の力価はベタメタゾンと同様。故障（副作用）はやっかいで、易感染性、胃十二指腸潰瘍（特にNSAIDsとの併用注意）、せん妄、吃逆（しゃっくり）など。長期使用（特に数カ月以上の使用）と高用量の継続投与は避けたいので、予後予測を行いながら使用期間、投与量を考える必要がある。**不眠を予防するために朝もしくは朝・昼に投与を限ったほうがよいが、朝だけの投与にしても不眠の原因になる。**

DATA
使いかた▶定時投与、レスキュー
剤形▶注射、錠剤、エリキシル
規格▶【注射】6.6mg、3.3mg、1.65mg　【錠剤】4mg、0.5mg など
開始用量▶2～13.2mg
薬物動態▶【注射】Tmax 約5分、T½ 4.7時間（生物学的半減期：36～72時間）
【内服（4mg錠）】Tmax 1.2時間、T½ 4.2時間（生物学的半減期：36～72時間）

チャートでキャッチ！
この製剤のクセ

- 経済性　3
- 切り替えのしやすさ　4
- 剤形・規格の豊富さ　3
- 使いやすさ　3
- 副作用コントロール　1

ファン（患者さん）へのメッセージ

処方された薬は自己調節せず、決められた時間帯で内服しましょう。寝つきが悪くなったり、落ち着かなくなったりする場合は、主治医や看護師に相談しましょう。

（長谷川貴昭）

ベタメタゾン（リンデロン®注、リンデロン®錠、リンデロン®散、リンデロン®シロップ、リンデロン®坐剤）

デキサメタゾンの双子の弟の選手。投与量や剤形の違いで、変幻自在の役回りで重宝する。

年俸【リンデロン®注】4mg ¥284、2mg ¥176　【リンデロン®錠】0.5mg ¥12.6　【リンデロン®散】0.1% ¥28　【リンデロン®シロップ】0.01% ¥7　【リンデロン®坐剤】1.0mg ¥86

この選手の強み・弱みと注目ポイント

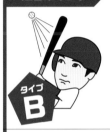

タイプ B

デキサメタゾンと瓜二つの素質を持った選手で（立体異性体）、力価、効果、副作用はほとんど同じ。ただし、散剤、坐剤などがあり、デキサメタゾンにはない利点も。また注射の規格も違うので、投与量・注入量に応じて使い分けることもできる。**神経圧迫や炎症を伴う痛みに対して出番が回ってくる。長期使用（特に数カ月以上の使用）、高用量の継続投与は避ける。**デキサメタゾン同様に根強いファンが多い。

DATA

使いかた▶定時投与、レスキュー

剤形▶注射、錠剤、散剤、シロップ、坐剤

規格▶【注射】20mg、4mg、2mg　【錠剤】0.5mg　【散剤】0.1%　【シロップ】0.01%　【坐剤】0.5mg など

開始用量▶2～16mg

薬物動態▶【注射】Tmax 19分、T½ 335分（生物学的半減期：36～72時間）

【内服（錠剤）】Tmax 2時間、T½ 180～220分（生物学的半減期：36～72時間）

チャートでキャッチ！この製剤のクセ

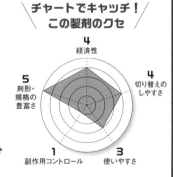

- 経済性 4
- 切り替えのしやすさ 4
- 使いやすさ 3
- 副作用コントロール 1
- 剤形・規格の豊富さ 5

ファン（患者さん）へのメッセージ

処方された薬は自己調節せず、決められた時間帯で内服しましょう。寝つきが悪くなったり、落ち着かなくなったりする場合は相談してください。

（長谷川貴昭）

エー（adjuvant analgesic）リーグ
（鎮痛補助薬）

16 チームマッスル：
中枢性筋弛緩薬

打順 （選択順）	❶バクロフェン（ギャバロン®錠、リオレサール®錠） （経口）

| 加入選手 （2017年以降） | なし |

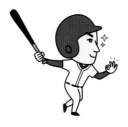

チャートでみる このチームの特徴

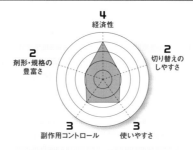

4
経済性

2
切り替えの
しやすさ

2
剤形・規格の
豊富さ

3
副作用コントロール

3
使いやすさ

覚えている？　忘れられている？　（筋）緊張
感のないゆるゆるチーム。三叉神経痛、筋攣縮
（きんれんしゅく）
を伴う痛みにはバクロフェン！

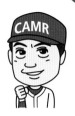

このチームの強み・弱みと注目ポイント

　がん性疼痛に伴う筋攣縮の痛みに出番を求められることがあ
る。ただし、筋弛緩作用を有するベンゾジアゼピン系薬剤（ジ
アゼパム、クロナゼパムなど）にお株を奪われていることが多
く、なかなか日の目を浴びないチーム。神経内科の経験のある
医療従事者には「使ってよかった」という経験があるかもしれ
ない。**副作用としては、眠気、めまい、頭痛、倦怠感などがあ
げられる。腎機能障害時には代謝が遅延するので注意が必要で
あり、離脱症状を有する薬剤なので気軽にお試しするのはため
らわれることもある。**また、髄注で痙縮の治療として用いられ
ることも。

チームマッスル：中枢性筋弛緩薬

（長谷川貴昭）

バクロフェン
（ギャバロン®錠、リオレサール®錠）

神経疾患に伴う痙性麻痺から、筋痙縮を伴うがん患者の不快な症状まで。いぶし銀のベテランバッター。

年俸【錠剤】〈ギャバロン®錠〉5mg ¥14　〈リオレサール®錠〉5mg ¥14

この選手の強み・弱みと注目ポイント

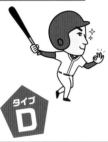

タイプ **D**

　バクロフェンをがん患者に使うなら、経口の錠剤を用いる。筋痙縮を伴うがん患者は多く、一見出番が多そうだが、ベンゾジアゼピン系薬剤（ジアゼパム、クロナゼパムなど）や非薬物療法（リハビリテーション、トリガーポイントブロック）に出場機会を奪われること、数知れず。ベンチでいつも、（筋）緊張感なく、ゆるーく待っているベテラン選手。**三叉神経痛への効果が知られている。難治性の吃逆（しゃっくり）に対して処方されることも。長期使用後に急激にやめると退薬症状が出現する可能性がある（痙攣、せん妄など）。**

DATA
使いかた▶定時投与
剤形▶錠剤
規格▶5mg、10mg
開始用量▶10mg 分2〜15mg 分3
薬物動態▶Tmax 3時間、T½ 3.6〜4.5時間

チャートでキャッチ！この製剤のクセ

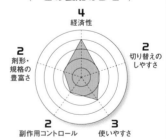

経済性 4
切り替えのしやすさ 2
使いやすさ 3
副作用コントロール 2
剤形・規格の豊富さ 2

ファン（患者さん）へのメッセージ
自己判断での中止はしないようにしてください。眠気やめまいなどがある場合には医療者に伝えてください。

（長谷川貴昭）

memo

エー（adjuvant analgesic）リーグ
（鎮痛補助薬）

17
チーム
ボーン

チームボーン：ビスホスホネート製剤&
デノスマブ（混成）

登録選手

ビスホスホネート製剤

ゾメタ®点滴静注（注射）

デノスマブ

ランマーク®皮下注（注射）

加入選手
（2017 年以降）

なし

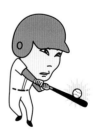

どんな骨転移にも対応できるビスホスホネートと、そんな万能打者より効果が高いデノスマブの混成チーム。破骨細胞の好投（働き）を阻む絶対的エース！

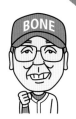

このチームの強み・弱みと注目ポイント

　ビスホスホネート製剤、デノスマブ共に、**痛み・骨折・脊髄圧迫・高カルシウム血症などを引き起こす骨転移と戦うための絶対的エース**。ターゲットを骨に定め、骨転移をサポートする破骨細胞の働きを徹底的に抑え込む。**攻略相手を骨に限定しているため、骨以外の転移がある場合は、ケモリーグの他チーム（抗がん薬やホルモン療法薬）との連携が必須**となる。長期戦になると、破骨細胞を抑え込みすぎることで、まれに暴走する（顎骨壊死や大腿骨転子下の非定型骨折を引き起こす）ことも。よく似た選手たちだが、4週に1回の点滴（ビスホスホネート製剤）か、4週に1回の皮下注射（デノスマブ）である点などが異なっている。

（吉村章代）

チームボーン：ビスホスホネート製剤＆デノスマブ（混成）

ビスホスホネート
（ゾメタ® 点滴静注）

ピッチャー（骨転移）のどんな球でも対応できるオールマイティーなバッター。まれな暴走（顎骨壊死、低カルシウム血症）に要注意。

[年俸]【静注】〈ゾメタ®点滴静注〉 4mg/100mL ¥21,797

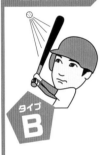

**この選手の
強み・弱みと
注目ポイント**

タイプ **B**

　骨転移は破骨細胞の助けを借りて骨を壊し、痛み・骨折・脊髄圧迫・高カルシウム血症を引き起こす。ビスホスホネートは、この**相手（破骨細胞）の働きを全般的に抑え込むオールマイティーなバッター（骨の守護神）**。相手を骨に定めているため、骨以外の転移も相手にするには全身に作用するがん薬物療法やホルモン療法薬と協力してチームで戦うことが必要。**長期戦になると、相手（破骨細胞）を抑制しすぎてしまい、まれに顎骨壊死や大腿骨転子下の非定型骨折を引き起こすので要注意！**

　15〜20分程度の点滴で、4週間に1回の間隔で投与するが、腎機能に合わせて調節が必要なことも忘れずに。

DATA
使いかた▶定時投与
剤形▶静脈注射
規格▶4mg/100mL
開始用量▶4mg/100mL
薬物動態▶Tmax 投与直後（静注後、ほとんど代謝を受けずに腎排泄される）
1日の投与回数▶4週間に1回（15〜20分程度）

チャートでキャッチ！この製剤のクセ

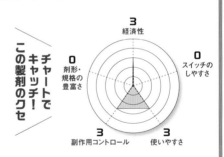

経済性 3
スイッチのしやすさ 0
剤形・規格の豊富さ 0
副作用コントロール 3
使いやすさ 3

ファン(患者さん)へのメッセージ
顎骨壊死のリスクとして、抜歯やインプラント埋入、歯周病などがあります。普段から口腔内を清潔に保ち、歯科受診の際は、ビスホスホネート使用中であることを必ず伝えましょう。

（吉村章代）

デノスマブ
(ランマーク® 皮下注)

ビスホスホネートより少し打率（効果）が上回るため、活躍の場が広がっている選手。カルシウム製剤とビタミン D の補充が必要。

年俸【**皮下注**】〈ランマーク®皮下注〉120mg ¥ 47,550

**この選手の
強み・弱みと
注目ポイント**

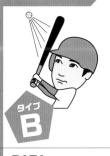

タイプ
B

デノスマブは破骨細胞の生育に必要な RANKL（ランクル）という分子を標的とした抗体で、ビスホスホネート同様、相手（破骨細胞）の働きを全般的に抑えこむオールマイティーなバッター。**ビスホスホネートに比べて骨関連事象（骨痛や骨折）をさらに減らすことがわかっている。**

こちらも長期戦になると、まれに顎骨壊死や大腿骨転子下の非定型骨折を引き起こすので要注意！ **デノスマブは低カルシウム血症予防のため、カルシウム製剤とビタミン D の補充が必要であること、4 週間に 1 回の皮下注射である点が、ビスホスホネートと異なる。**

DATA
使いかた▶**定時投与**
剤形▶**皮下注射**
規格▶ 120mg/1.7mL
開始用量▶ 120mg/1.7mL
薬物動態▶ Tmax 8〜10 日、T½ 24〜30 日
1 日の投与回数▶ 4 週間に 1 回（皮下注射）

**チャートでキャッチ！
この製剤のクセ**

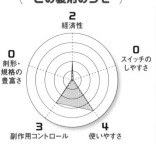

経済性 2
スイッチの
しやすさ 0
剤形・
規格の
豊富さ 0
副作用コントロール 3
使いやすさ 4

ファン（患者さん）へのメッセージ
ビスホスホネート同様に普段から口腔内を清潔に保ち、歯科受診の際はデノスマブ使用中であることを必ず伝えましょう。

（吉村章代）

チームボーン：ビスホスホネート製剤&デノスマブ（混成）

2イニング　引用・参考文献

5　チームタペンタ：タペンタドール（p.76〜78）
1）Imanaka, K. et al. Efficacy and safety of oral tapentadol extended release in Japanese and Korean patients with moderate to severe, chronic malignant tumor-related pain. Curr Med Res Opin. 29（10）, 2013, 1399-409.
2）Takemura, M. et.al. Tapentadol in Cancer Patients with Neuropathic Pain: A Comparison of Methadone, Oxycodone, Fentanyl, and Hydromorphone. Biol Pharm Bull. 44（9）, 2021, 1286-93.

7　チームトラマ：トラマドール（p.84〜90）
1）新城拓也. トラマドールの臨床的立場と使用方法. ペインクリニック. 31（別冊秋号）. 2010, S315-25.
　➡トラマドールの臨床での立ち位置をわかりやすく説明。
2）住谷昌彦ほか. ＱＯＬを考えた神経障害性疼痛の治療におけるプレガバリンとトラマールの位置付け. 臨床麻酔. 33(Suppl), 2012、S389-98.
　➡神経障害性疼痛に対するトラマドールの臨床効果をプレガバリンと比較して解説。
3）原田秋穂ほか. トラマドール/アセトアミノフェン配合錠（トラムセット配合錠）. ペインクリニック. 33（別冊秋号）, 2013, S433-41.
　➡トラムセットの有効性、副作用、適応などを簡潔に記載。
4）中川貴之. トラマドールおよび新規オピオイド系鎮痛薬多ペンタドールの鎮痛作用機序とその比較　日本緩和医療薬学雑誌. 6, 2013, 11-22.
　➡トラマドールの鎮痛作用機序を解説。
5）特定非営利活動法人日本緩和医療学会ガイドライン統括委員会編. がん疼痛のある患者に対して、トラマドールの投与は推奨されるか?. がん疼痛の薬物療法に関するガイドライン　2020年版. 東京, 金原出版, 2020, 125-6.
　➡がん疼痛に対してトラマドールの投与を条件付きで推奨。

13　チームアリス：抗不整脈薬（p.130〜133）
14　チームエヌエムディーエー：NMDA受容体拮抗薬（p.134〜136）
1）井関雅子. 鎮痛補助薬の最新ストラテジー. 日本緩和医療薬学雑誌. 1, 2008, 75-82.

15　チームコルチ：コルチコステロイド（p.138〜141）
16　チームマッスル：中枢性筋弛緩薬（p.142〜144）
1）特定非営利活動法人日本緩和医療学会ガイドライン統括委員会編. がん疼痛の薬物療法に関するガイドライン　2020年版. 東京, 金原出版, 2020, 91.
2）R.K.ポルトノイほか著. 関根龍一訳. 鎮痛補助薬ガイド. 東京, 春秋社, 2011, 112-3.

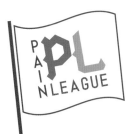

PAIN LEAGUE
PL

ドクタールーム
ナースルーム
セラピストルーム

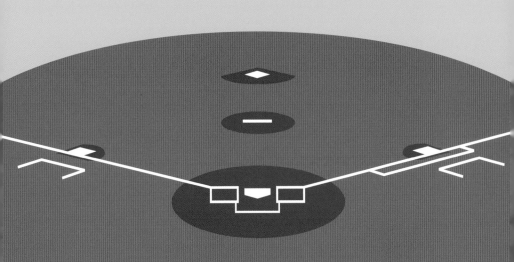

医師が語る
薬物以外の疼痛緩和
（放射線治療）

田中 寛（たなか・ひろし）　医療法人誠仁会 塩原病院 放射線治療科

はじめに〜転移性骨腫瘍とは？〜

　転移性骨腫瘍は前立腺がんや乳がん患者では約 70％ に生じ、肺がんや腎がん、そして甲状腺がん患者の 40％ に生じると報告されます[1]。**近年の薬物療法の発達により、根治不能となった症例の予後が延長されたため、がん患者の転移性骨腫瘍のマネジメントはますます重要なものとなっています[2]。**

　放射線治療は、疼痛緩和を目的としてさまざまなスケジュールで施行されます。わが国では、2012 年のデータでは 30Gy/10fr.（1 日 1 回、3Gy を 10 日間照射）のスケジュールが最も頻用されると報告されています[3]。転移性骨腫瘍はしばしば疼痛や病的骨折、脊髄圧迫症による脊髄損傷などの合併症を併発し、患者の生活の質（QOL）を低下させます[4]。転移性骨腫瘍に病的骨折や脊髄圧迫症などの合併症が生じると「合併症を有する転移性骨腫瘍」と定義され、合併症を伴わない転移性骨腫瘍は「合併症を有さない有痛性の転移性骨腫瘍」と定義されます[5]。

　放射線治療の分野において、転移性骨腫瘍は「合併症を有する転移性骨腫瘍」および「合併症を有さない有痛性の転移性骨腫瘍」に分類され、日常臨床や治療開発が行われています。本項では、「合併症を有さない有痛性の転移性骨腫瘍」について解説します。

合併症を有さない有痛性の転移性骨腫瘍

1. 適応・方法

　がん疼痛の最も頻度が高い原因は、合併症を有さない有痛性骨転移（以下、有痛性骨転移）であり、疼痛緩和目的での放射線治療の適応となります。

　放射線治療にはさまざまなスケジュールがあり、1980 年代から多くのランダム化比較試験（randomised control trial；RCT）でその疼痛緩和効果が比較検討されています。1 回での治療でも複数回での治療でも、同じ 61〜62％ の疼痛緩和効果が、また 23〜24％ の疼痛消失効果が報告されています[5]。**疼痛緩和が放射線治療の目的なら、より少ない回数で治療を終わらせることが、患者の生活の質にとっては有益である**と考えます。治療後に疼痛が再燃するまでの期間も、単回照射と複数回照射で差がないと 2 つの RCT で報告されています[6,7]。

　一方、神経性疼痛を有する場合には、1 回での治療が 5 回での治療に劣らないということを示せなかったと報告されています[8]。**患者の痛みの性質を診察・問診でよく理解し、治療回数を総合的に判断するべき**です。

2. 治療法の選択

　近年では放射線治療機器が発達し、より強い線量を患部に集中させて治療をすることが可能になりました（定位放射線治療）。定位放射線では、治療後 3 カ月の時点でより高い疼痛消失率が報告されています（通常治療 14％ vs 定位放射線治療 35％）[9]（表1）。わが国でも脊椎の転移性骨腫瘍に対する定位

●表1　1回照射と複数回照射と定位照射の比較

	1回照射 （8Gy/1fr. など）	複数回照射 （20Gy/5fr.、 30Gy/10fr. など）	定位照射 （24Gy/2fr. など）
疼痛緩和効果	○ 約60％	○ 約60％	○ 1回照射および複数回照射と同等？ 施行が難しい
疼痛消失割合	○ 約25％	○ 約25％	◎ より高い（35％） 施行が難しい
神経因性疼痛	△	○	？ データなし
疼痛緩和持続期間	複数回照射と同等	単数回照射と同等	単数回照射と同等
再治療の難易度	○ 容易に可能	△ 線量によって工夫が必要	？ データが少なく難しい

文献5、8、9、12を参考に作成

放射線治療は保険適用が認められており、日常診療で実施可能ですが、放射線治療機器の問題や、高度な治療を行うことができる施設が限られているため、**各施設の状況に応じて治療方法を選択していくべき**でしょう。

3. 鎮痛薬を用いた疼痛治療と放射線治療

多くの RCT では鎮痛薬の影響を最小にできるよう工夫がされており、鎮痛薬の調整を放射線治療と併用した場合に、全体でどの程度の疼痛緩和効果が期待できるのかを検討した質の高い研究結果はこれまで報告されていません[10]。同様に、転移性骨腫瘍からの疼痛に関して鎮痛薬を優先すべきか、放射線治療を優先すべきか、また同時に行うべきなのかは、これまでに研究がなく優劣が不明です。

4. 痛みを緩和するために

日常診療では、医療者の個々の考えにしたがって治療法を選択せざるを得ない状況ですが、鎮痛薬または放射線治療どちらかにこだわらず、選択可能なすべての方法を用いてがん患者の疼痛緩和に努めるべきと考えます。

日常臨床では、転移性骨腫瘍以外の有痛性病変への放射線治療も行われます。質の高い研究はまだありませんが、過去のデータでは治療後 2 カ月で 47% が疼痛消失し、20% は疼痛が残存するが軽くなると報告されています[11]。

おわりに〜治療選択の門は広く！〜

最後に、放射線治療は専門性が高く、効果や内容に関しては鎮痛薬などの薬剤と比べて書籍や講演会で取り上げられることが少ないように感じます。**施設の放射線治療医とよく相談し、疼痛を抱えるがん患者の疼痛緩和への治療選択肢を狭めないように、放射線治療医を含む多部門のスタッフが包括的な医療を行うことができる環境づくりに努めていただきたい**と思います。

●引用・参考文献

1) Coleman, RE. Clinical feature of metastatic bone disease and risk of skeletal morbidity. Clin Cancer Res. 12 (20 Pt 2), 2006, 6243s-6249s.
2) D. Rades. et al. Treatment of painful bone metastases. NATURE REVIEW CLINICAL

ONCOLOGY.（7）, 2010, 220-9.

3) N. Nakamura. Patterns of Practice in Palliative Radiotherapy for Painful Bone Metastases: A Survey in Japan. Int J Radiat Oncol Biol Phys. 83（1）, 2012, e117-20.

4) Mundy, GR. Mechanism of bone pain: pathophysiology and treatment. Pain. 69（1-2）, 1997, 1-18.

5) R, Rich. Update of the systematic review of palliative radiation therapy fractionation for bone metastases. Radiother Oncol. 126（3）, 2018, 547-57.

6) E, Steenland. The effect of a single fraction compared to multiple fractions on painful bone metastases: a global analysis of the Dutch Bone Metastasis Study. Radiother Oncol. 52（2）, 1999, 101-9.

7) On behalf of the Bone Pain Trial Working Party. 8 Gy single fraction radiotherapy for the treatment of metastatic skeletal pain: randomised comparison with a multifraction schedule over 12 months of patient follow-up. Radiother Oncol. 52（2）, 1999, 111-21.

8) D, Roos. Randomized trial of 8 Gy in 1 versus 20 Gy in 5 fractions of radiotherapy for neuropathic pain due to bone metastases（Trans-Tasman Radiation Oncology Group, TROG 96.05）. Radiother Oncol, 75（1）, 2005, 54-63.

9) A. Sahgal. Stereotactic body radiotherapy versus conventional external beam radiotherapy in patients with painful spinal metastases: an open-label, multicentre, randomised, controlled, phase 2/3 trial. Lancet Oncol. 22（7）, 2021, 1023-33.

10) E, Chow. Update of the international consensus on palliative radiotherapy endpoints for future clinical trials in bone metastases. Int J Radiat Oncol Biol Phys. 82（5）, 2012, 1730-7.

11) K, Yamaguchi. Palliative radiotherapy for painful lymph node metastases. Radiation Oncology. 16, 2021, 178.

12) S, Sprave. Randomized phase II trial evaluating pain response in patients with spinal metastases following stereotactic body radiotherapy versus three-dimensional conformal radiotherapy. Radiotherapy and Oncology. 128（2）, 2018, 274-82.

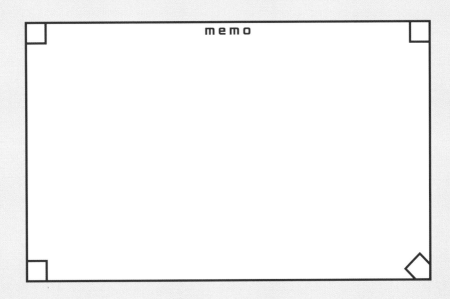

memo

医師が語る
薬物以外の疼痛緩和
（IVR）

佐藤洋造（さとう・ようぞう）　がん研有明病院 超音波診断・IVR部　副部長
松枝 清（まつえだ・きよし）　同　部長

はじめに

　緩和医療において、interventional radiology（IVR：画像下治療）の技術を用いた治療は有用ですが、緩和医療にかかわる医療従事者間においてIVRが十分に認知されていないのが現状です。**たとえ緩和IVRのよい適応の患者がいたとしても、かかわる医療従事者がそれに気づかなければそれまでです。**

　まずは「IVRで何ができるか？」を知っておくことが重要であり、本項では疼痛緩和に対するIVRについて概説します。

経皮的椎体形成術
（percutaneous vertebroplasty；PVP）

1. 手技概要

　脊椎転移で脆弱化し骨折をきたして引き起こされた疼痛に対して、経皮的に骨生検針を椎体に刺入したあとに骨セメント製剤を注入して骨折を内部固定し、疼痛緩和を図る治療法です。有痛性脊椎転移に対する治療法の一つとして、2010年4月より保険収載されています。

2. 治療の特徴

　手技時間も比較的短く即効性があり、治療翌日には除痛効果が得られることが多いです（図1）。オピオイドなどの薬物療法で改善しにくい、脊椎の不安定性に伴う疼痛に対して有効です。

●図1　大腸がん腰椎転移、放射線治療後

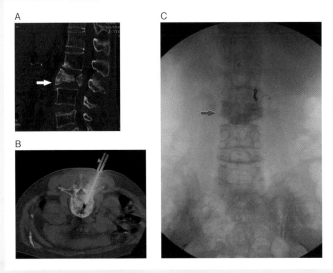

A：腰椎圧迫骨折（→）に伴う疼痛があり、立位困難であった。
B：CTガイド下で椎体形成術を施行。
C：骨セメント注入後（→）、翌日には補助具を併用することで歩行可能となった。

3. 治療成績など

　わが国で有痛性悪性脊椎腫瘍に対する前向き試験が行われ、重篤な有害事象はなく、有効率は73％（著効61％、有効12％）と報告されています[1]。ただし、セメントが椎体外（脊柱管内や静脈内）に漏出することに伴う神経障害や肺塞栓などの合併症をきたす可能性があり、特に**脊柱管内に進展するような骨転移に対しては、適応を慎重に検討すべき**です。

　骨転移診療ガイドラインでは、次のような記載があります[2]。

　「CQ10：骨転移の治療に経皮的椎体形成術（セメント充填術）は有効か？

　椎体の骨転移で整形外科的な手術不能、かつ、体動時痛を早期に緩和させたい場合に有効である（手技の適応が判断でき技術に習熟した医師のもとで行う）。」

ラジオ波焼灼療法（radiofrequency ablation；RFA）・凍結療法（cryoablation）

1. 手技概要

　経皮的にラジオ波または凍結用の針を病変に穿刺し、特定の範囲を焼灼する治療法です。有痛性骨転移に対しては疼痛緩和が主目的であり、腫瘍の完全焼灼は必須ではありません。現時点では RFA は肝悪性腫瘍、凍結療法は小径腎がんの治療のみに保険承認されています。

2. 治療の特徴

　椎体に限らず、どこの部位の病変でも施行可能であり、多くは治療後 1 ～ 3 日程度で除痛効果が得られます（図2）。ただし **RFA は焼灼中の疼痛が強いため、術中は鎮痛薬や鎮静薬などの併用が必要**です。

3. 治療成績など

　わが国で有痛性骨転移に対する RFA の前向き試験が施行され、有効率 70%（著効 61%、有効 9%）～85% と報告されています[3, 4]。また直腸がんの局所再発などの難治性疼痛をきたす骨盤内腫瘍に対しても RFA の前向き試験が施行されており、その報告が待たれます。凍結療法は術中の疼痛が RFA に比

●図2　頭頸部がん肋骨転移、放射線治療後

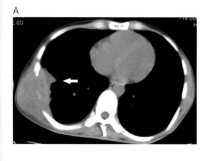
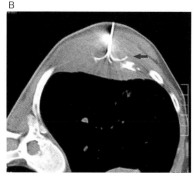

A：肋骨転移部（→）の疼痛があり、visual analogue scale（VAS）は85であった。
B：CTガイド下でRFAを施行（→）。翌日にはVASは18に改善した。

べ軽微であり、緩和治療としてはより適している可能性があります。有害事象として、**焼灼・凍結に伴う神経障害や皮膚障害などの合併症の可能性があ**ります。

骨転移のガイドラインでは、次のような記載があります[2]。

「CQ11：骨転移の治療にラジオ波凝固療法は有効か？

有痛性骨転移の除痛手段として有効とする報告はある（保険承認はされておらず、既存のすべての治療法が無効な場合に考慮される）。」

＊現在、RFA の適応拡大が検討されています。

動脈塞栓術（transarterial embolization：TAE）

1. 手技概要

病変の栄養動脈まで経動脈的にカテーテルを進め、ゼラチンや金属コイルなどで塞栓することで病変を壊死させる治療法であり、有痛性骨転移に対しても一定の疼痛緩和が期待できます。

2. 治療の特徴

椎体に限らず、どこの部位の病変でも施行可能であり、比較的サイズの大きな病変でも治療可能です（図3）。治療後2〜3日程度で除痛効果が得られることが多いです。

3. 治療成績など

ケースシリーズの報告によれば有効率は60〜80％程度とされていますが[5, 6]、まとまった前向き試験はないため、現在わが国では臨床試験が進行中です。下位胸椎や上位腰椎レベルの病変では前脊髄動脈が血管造影上描出されることがあり、同血管の塞栓は重篤な神経障害をきたす可能性があり注意を要します。

●図3　大腸がん仙骨転移、放射線治療後
（国立がん研究センター東病院 放射線診断科　荒井保典先生のご厚意による）

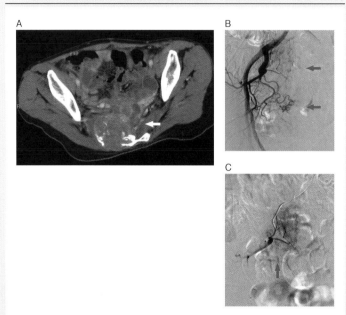

A：仙骨転移（→）に伴う疼痛があり、numerical rating scale（NRS）は8で歩行および座位不能であった。
B：内腸骨動脈造影で腫瘍濃染（→）を認める。
C：外側仙骨動脈（→）、下殿動脈に対して球状塞栓物質にて塞栓術を施行し、翌日にはNRSは2に改善し坐位可能となった。5日後には歩行できるようになった。

まとめ

　疼痛緩和に対する IVR について概説しました。薬物療法や放射線治療など、**いわゆる標準治療でコントロール困難な疼痛に対しても有用な場合があり、このような治療法があることを知っておいていただければ**と思います。

　野球で例えると、「**7 回ツーアウト満塁に登場する、期待を裏切らない中距離ヒッター**」のようなイメージでしょうか？　ピンチをいったん IVR で乗り切り、再び標準治療でコントロールをしていきます。

●引用・参考文献●

1）Kobayashi, T. et al. Japan Interventional Radiology in Oncology Study Group（JIVROSG）. Phase I/II clinical study of percutaneous vertebroplasty（PVP）as palliation for painful malignant vertebral compression fractures（PMVCF）: JIVROSG-0202. Ann Oncol. 20 （12）, 2009, 1943-7.

2）日本臨床腫瘍学会編. 骨転移診療ガイドライン. 東京, 南江堂, 2015, 90p.

3. Tanigawa, N. et al. Phase I/II Study of Radiofrequency Ablation for Painful Bone Metastases: Japan Interventional Radiology in Oncology Study Group 0208. Cardiovasc Intervent Radiol. 41 （7）, 2018, 1043-8.

4）Nakatsuka, A. et al. Safety and Clinical Outcomes of Percutaneous Radiofrequency Ablation for Intermediate and Large Bone Tumors Using a Multiple-Electrode Switching System: A Phase II Clinical Study. J Vasc Interv Radiol. 27 （3）, 2016, 388-94.

5）Marciel, AM. et al. Transcatheter arterial embolization for the palliation of painful bone lesions. Tech Vasc Interv Radiol. 14 （3）, 2011, 141-9.

6）Koike, Y. et al. Transcatheter arterial chemoembolization（TACE）or embolization（TAE）for symptomatic bone metastases as a palliative treatment. Cardiovasc Intervent Radiol. 34 （4）, 2011, 793-801.

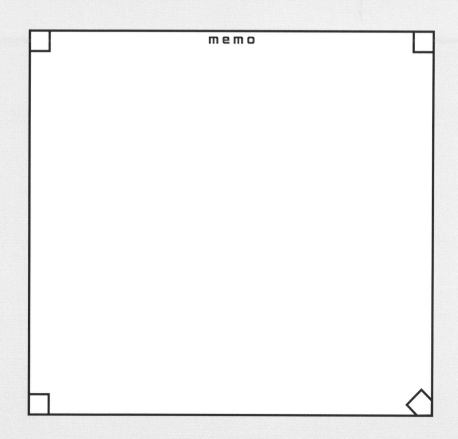

memo

医師が語る
薬物以外の疼痛緩和
（神経ブロック）

柳原恵梨（やなぎはら・えり）　静岡県立静岡がんセンター 緩和医療科　医長

はじめに

　疼痛治療における薬物以外の疼痛緩和（神経ブロック）は、ここぞというときの切り札の集団。**相手とタイミングを見極めればピンチを乗り切れます。**本項では、神経ブロックについてわかりやすく理解していただけるよう、薬剤解説に近い形で解説してみたいと思います。

主力選手

- 内臓神経ブロック
- 硬膜外ブロック
- くも膜下フェノールブロック
- くも膜下持続鎮痛法

特徴（このチームの強み・弱みと注目ポイント）

　神経ブロックは、**局所麻酔薬や神経破壊薬、熱凝固などを用いて、一時的あるいは長期間にわたって神経機能を停止させ痛みを軽減することを目的とした治療**です。オピオイドなどの薬物治療では十分な症状緩和が得られない場合や、鎮痛薬の副作用でQOLが阻害される場合に有効な治療となり得ますが、**消極的な選択肢としてだけでなく、病期、病態によっては薬物治療以上に患者のQOL向上につながる可能性があるため、神経ブロックの適応を知っておくことは緩和ケアにおいて大変強みとなります。**

　注意すべき点は、薬物療法に比べて、熟練した医師、透視室やCT室、治

療器具、合併症への対応の準備など一定の医療資源が必要であること、侵襲やリスクを伴うこと、効果には限界があることです。**適応を見極めるために、神経解剖学に基づいた痛みの診断と患者のニーズへの配慮は欠かせません。**

相手（患者）の条件

- 神経解剖学的に神経ブロックで症状緩和が期待できる。
- 安静、体位維持など処置や、そのあとの管理に協力できる体力と認知機能がある。
- 出血傾向がない、あるいは抗凝固薬を使用中であれば中止可能である。
- 穿刺部位に腫瘍や著明な浮腫、感染徴候がない。
- 心理的に処置を許容できる。

このチームの活かしかた

「ほかに打つ手がなくなってから」ではなく、**個々のブロックの特徴を活かせる病態、タイミングを見極めることが大切**です。

主力選手

1. 内臓神経ブロック

☆中盤が生かしどころのホームランメーカー。まだまだ体力もあり薬物療法も続けられる、という時期に、疼痛コントロールや副作用で難渋するケース。

適応：上腹部内臓由来の内臓痛（膵がん、大動脈周囲リンパ節など）

使用薬剤・器具：カテラン針、ブロック針、局所麻酔薬、神経破壊薬、造影剤など

処置室：透視室、CT室

特に注意が必要な合併症：低血圧、下痢、エタノールによる酩酊症状

処置後の管理の注意点：血圧、尿量など循環動態の管理（多量補液投与、安静保持）

効果の持続期間：約3カ月

症例①：

56歳、男性、膵がん、遠隔転移なし。一次治療の薬物療法中。原疾患による腰背部痛に対し、経口モルヒネ60mg/日内服中。オピオイドによる悪心、便秘に困っていた。CTでは膵がんの腹腔神経叢浸潤による疼痛と判断。内臓神経ブロックを行い疼痛は改善し、経口モルヒネ20mg/日まで減量できた。消化器症状もなくなり、薬物療法はもちろん仕事も可能になった。

注意点：

・機を逃すと、薬剤の副作用に苦しむ時間が伸びるだけでなく、体力気力共にブロックに臨む時機を逸することがある。試合中盤までの出番がベスト。

・主な痛みが軽減しても、ほかの神経経路から伝わる痛みは残存することも多く、過度な期待をもたせないことも大事。**薬物治療も併用しながらチーム全体で勝利を目指す。**

・数カ月以上予後がある場合、疼痛が再燃し再ブロックが必要となることがある。状況によっては再度打席に！

2. 硬膜外ブロック（持続硬膜外注入法）

☆終盤が生かしどころの堅実なヒットメーカー。確実に点が欲しい局面で頼りになるが、ちょっぴり神経質……。PS4、排泄も床上、予後短く週の単位、薬剤による鎮痛が不十分で耐えがたくなれば鎮静の検討も必要かという状況。

適応：末梢神経レベルの神経障害性疼痛、腹壁、皮膚、骨格の体性痛、内臓痛

使用薬剤・器具：局所麻酔薬、硬膜外穿刺針、硬膜外ブロック、消毒薬など清潔操作に必要な物品、使い捨て持続注入ポンプや精密注入装置、埋め込み型リザーバーなど

処置室：病室でも可！　透視室では、より正確な位置にカテーテル挿入が可能

特に注意が必要な合併症：感染

効果の持続期間：薬剤注入期間

症例②：

48歳、女性、乳がん、多発骨転移、予後1カ月以内。仙骨転移による殿部痛、下肢痛により、坐位保持困難、徐々に臥床時も安楽姿勢が定まらなくなった。モルヒネ注120mg/日とケタミン90mg/日を使用中。小学生の子ど

もたちと最期まで話していたいと希望していたが、レスキュー投与や定時投与量の増量に伴い眠気が強くなるため、鎮痛薬の使用をためらいがちであった。硬膜外ブロックを行い、疼痛は減弱し長坐位、臥床共に可能となった。3週間後の亡くなる当日まで子どもたちと会話し、過ごすことができた。

注意点：

・**硬膜外カテーテル留置中は、入浴は不可。**

・カテーテルが抜けた場合の対応を準備する必要がある。

・体幹部の浮腫が強い場合は、カテーテル刺入部からの体液漏出や感染のリスクがあるため、適応を十分に吟味する必要がある。

＊**予後3〜4週程度の状態が悪い患者でも考慮し得る唯一の神経ブロック。得られる効果も大きいが、負担、リスクも少なからずあり、患者家族の意向を丁寧に確認することが必要。**

3. くも膜下フェノールブロック

☆バントの名手。得意な球は限られるが、このポイントを切り抜ける！何とか送る！という場面で活躍。

適応：胸部の一部や会陰部、肛門部に限局した痛み

使用薬剤・器具：ブロック針、局所麻酔薬、神経破壊薬

処置室：病室も可（ポータブルX線使用）、あるいは透視室

特に注意が必要な合併症：感覚低下、下肢脱力

効果の持続期間：数週〜数カ月

症例③：

45歳男性、直腸がん術後再発による肛門痛。人工肛門造設後、尿道カテーテル挿入済。肛門痛のため坐位がとれず側臥位で経口摂取を行っていた。オピオイドを増量すると眠気が強く、レスキューを投与しても疼痛は残存し坐位は取れなかった。くも膜下サドルフェノールブロックを行い、坐位保持可能な程度に疼痛は減弱し、日中は座って過ごせるようになった。

注意点：

・下肢の感覚低下や麻痺が起こる可能性があるため、十分な説明とブロックを行うタイミング（歩行が不可能なくらいのPS）を見極める必要がある。

・膀胱直腸障害が起こる可能性があるため、排便、排尿が人工的な経路に変更されている場合が適応となる。

4．くも膜下持続鎮痛法

☆時期によらず、相手によってはクリーンアップヒッターとなる。部分的な神経ブロックとしての役割ではなく、経口、静注でのオピオイドなどの薬剤による症状緩和が困難なとき、あるいは、高用量のオピオイドが必要なため頻回な薬剤補充が必要であるなど、在宅移行が難しい場合などに有効な選択肢となる（モルヒネなら経口投与の 100 分の 1 の量）。

適応：オピオイド鎮痛薬の全身投与でも十分な鎮痛が得られない胸部以下の限局した疼痛

使用薬剤・器具：局所麻酔薬、オピオイド（それぞれ単独でも可）、カテーテル、皮下ポートなど

処置室・設備：透視室

特に注意が必要な合併症：呼吸抑制、髄膜炎、カテーテルやポート刺入部の感染など

効果の持続期間：薬物注入期間

症例③：

29 歳男性、肺がん、左臼蓋部骨転移。左下肢痛に対しモルヒネ注 500mg/日を使用していたが、体動時の痛みは残存していたうえに、安静時の眠気や悪心が強かった。くも膜下にカテーテルを挿入、皮下ポートを造設しモルヒネ注 10mg/ 日くも膜下腔持続投与。有害事象はなく杖歩行も可能となり、在宅へ移行でき、半年後自宅で永眠した。

注意点：

・脳圧亢進患者では禁忌。

・ポートを使用すれば、入浴も可能であり、数カ月から数年！の管理が可能。

使用薬剤・医療機器

1．局所麻酔薬／一時的に神経伝達を遮断

リドカイン、ブピバカインなど。

2．神経破壊薬／長期間のブロックの効果を期待する場合

無水アルコール、フェノールグリセリンなど。

3．高周波熱凝固、パルス高周波通電

共通する注意点

①出血傾向・穿刺部位の感染症がある場合は適応外→採血結果、抗血小板薬や抗凝固薬の内服の有無を確認する。

②局所麻酔薬中毒への準備（治療薬：ジアゼパム、ミダゾラムなどのベンゾジアゼピン誘導体またはチペンタール、チアミラールなどのバルビツール酸）

③神経原性ショック（痛み刺激により迷走神経反射、急激な徐脈、血圧低下）

④アナフィラキシーショック（局所麻酔薬自体によるアレルギー反応）

⑤神経損傷（針による神経損傷を起こす可能性）

すべての処置時に必要な準備

・静脈路を確保するための静脈内留置針

・輸液製剤、点滴セット

・各種循環作動薬、アレルギー症状の治療薬

・酸素投与、バッグバルブマスクによる人工呼吸ができる体制

・処置後のモニタリング（バイタルサインや尿量のチェックなど）

おわりに

　薬物療法に反応不良な痛みや、その副作用に困っているケースのなかには、神経ブロックを用いることでよりよい症状緩和、QOL が得られるものもあります。使い慣れない選手も多いかもしれませんが、活躍の場面をみる機会があればぜひ一度ご覧ください。ここぞというときの、強い味方になってくれること請け合いです！

●引用・参考文献

1) 一般社団法人ペインクリニック学会. ペインクリニック治療指針改定第6版. https://www.jspc.gr.jp/Contents/public/kaiin_sisin06.html

2) 冨田美佐緒ほか. がん疼痛におけるインターベンショナル治療. 県立がんセンター新潟病院医誌. 59 (1), 2020, 1-7.

3) 平川奈緒美ほか. 我が国のがん性疼痛に対するインターベンショナル治療の現状. 日本ペインクリニック学会誌. 22 (4), 2015, 498-506.

4) 平川奈緒美. "神経ブロック療法　総論". 痛みのマネジメント update 基礎知識から緩和ケアまで. 花岡一雄編. 東京, 日本医師会, 2014, 180-1.

5) 佐藤哲観. がん疼痛治療③神経ブロック療法. WOC Nursing. 8 (7), 2020, 37-44.

医師が語る
ケミカルコーピングと嗜癖（しへき）

山口重樹（やまぐち・しげき）獨協医科大学 医学部麻酔科学講座　教授

はじめに～痛みとオピオイド依存（嗜癖（しへき））～

　痛みは「組織の実質性のあるいは潜在性の障害と関連するか、または、そのような障害を表す言葉で表現される不快な感覚・情動体験」と定義されます。薬物依存の自己治療仮説は「困難や苦痛を抱えている場合に、自分でその痛みや苦しみを緩和させるために、その緩和に役立つ物質や行動を繰り返した結果、依存へと進行していく」と説明されます。この両者をつなぎ合わせてしまうのがオピオイド鎮痛薬（以下、オピオイド）です。

オピオイド依存（嗜癖）

　オピオイドの嗜癖は「オピオイドが欲しくてたまらないという渇望状態となり、やめようと思っても簡単にはやめられない状態」と定義され、乱用の繰り返しから移行します。**オピオイドの嗜癖を考えるうえで重要なことは、「乱用（ケミカルコーピング）」「身体依存」「耐性形成」「精神依存」「退薬症候」について適切に理解すること**です。

ケミカルコーピング（オピオイド乱用）

　「乱用」という言葉に対するスティグマ（偏見）を解消するために使用されたのが、「ケミカルコーピング」という言葉です。世界共通の定義はなく、とても曖昧な言葉です。「苦悩する終末期のがん患者にみられる薬の使用による不適切なストレスの対処法」[1)]「痛みを緩和するために適切にオピオイドを使用している状態と嗜癖に陥っている状態を両極として、患者がその間のどこ

かに位置している状況」[2]「感情的な苦痛に対処するためにオピオイドを使用すること．不適切及び／又は過剰なオピオイドの使用によって特徴付けられる」[3] などと説明されています。

身体依存

オピオイドの身体依存とは、「オピオイドの突然の中止、急速な投与量減少、血中濃度低下、および拮抗薬投与により、その薬物特有の離脱症候が生じることにより明らかにされる身体のオピオイドに対する生理的順応状態」です。**オピオイドの使用開始後、特に投与量が増加した場合、投与期間が長期化した場合には身体依存は必発**となります。

耐性形成

オピオイドの耐性形成では、繰り返しの使用により、身体依存を発生し、さらに十分な効果が得られなくなる、あるいは、増量してもそれに見合った効果が得られなくなります。**オピオイド乱用（多くが速放性製剤の繰り返し使用）の繰り返しでは、容易に耐性が形成され、その必要量が増加**します。

精神依存（嗜癖）

オピオイドの嗜癖の特徴は、「オピオイドへの欲求（craving for the drug）」「オピオイドの常軌を逸した使用（control over drug use impaired）」「オピオイド使用への強迫観念（compulsive use of a drug）」「薬害の存在を知りつつも使用を続けること（continued use of a drug despite harm）」の4つのCで表されます。**オピオイド乱用により、身体依存と耐性が形成され、次第に精神依存へと移行**します[4]。

退薬症候 (図1)[4]

オピオイドの減量や中止（特に急激な）は退薬症候をきたします。退薬症候は、「主に、中枢神経系に作用する薬物を反復的に摂取し、身体依存が形成

●図1　オピオイドの退薬症候

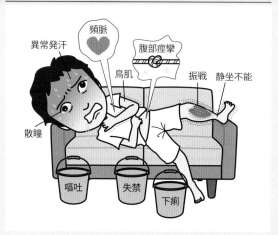

文献4を参考に作成

された際に、その薬物摂取を断つことにより現れる症状」と定義されます。オピオイドの退薬症候では、身体症状と精神症状のどちらも出現します。全身痛は、痛みの緩和を得るためにオピオイドを使用していた患者にとっては耐え難いものです。

ケミカルコーピングへの対応 [5]

ケミカルコーピングを続けると、嗜癖へと移行する危険性が高まります。ケミカルコーピングの背景にある、さまざまな心のつらさに焦点を置いて対応するべきです。誰にもわかってもらえず、孤立化する患者の存在にも気がつかなければなりません。がん患者が抱える心のつらさである「孤独な闘い（療養）を続ける患者が置かれている癒されない環境」に目を向ける必要があります。

多くのがん療養中の患者では、自宅と病院のみの生活となり、社会生活から疎遠になっています。このようなケミカルコーピングに陥るがん患者の背景は、決して容易に理解できるものではないことが、この問題をより複雑にしています。オピオイド使用の適正化のみならず、患者を社会へとつなげていくことが重要です。

オピオイド依存（嗜癖）とスティグマ（偏見）⁶⁾

スティグマとは「元々は烙印と言う意味で、特定の事象や属性を持った個人や集団に対する、間違った認識や根拠のない認識」と説明されます。一般と異なるとされることから、**差別や偏見の対象として使われる属性およびそれに伴う負のイメージのこと**を指します。**オピオイドの嗜癖におけるスティグマは、社会的スティグマ、構造的スティグマ、自己スティグマの3つが複雑に絡み合っています。**

痛みの緩和のためにオピオイドの使用が検討されるがん患者においては、自己スティグマを抱えていることが少なくありません。表1に示すように、薬物依存患者と一致したスティグマをがん患者が抱えていることは容易に想像できます。この問題への対応には、William Osler の言葉である「患者がどのような病気を持っているかを知ることより、どのような患者が病気を持っているかを知ることが最も重要」について考え、対応する必要があります。まさに、**「疑いの目を持ちつつ、寄り添う私たち医療者の気持ち」**で患者に寄り添わなければなりません。そして、**医療者一人ひとりが、答えの出ない事態に耐える力（ネガティブ・ケイパビリティ）を身につけていくこと**です。

オピオイド依存（嗜癖）とハーム・リダクション⁷⁾

ハーム・リダクションとは「その使用を中止することが不可能・不本意である薬物使用のダメージを減らすことを目的とし、合法・違法にかかわらず

●表1　薬物依存症患者とがん患者に共通したスティグマ

薬物依存患者	がん患者
自己評価が低く自分に自信を持てない	迷惑をかけている
人を信じられない	本当のことを誰も言ってくれない
本音を言えない	家族に弱音を吐けない
見捨てられる不安が強い	治療を止めたら……
孤独で寂しい	つらいのは私だけ……
自分を大切にできない	価値がない……

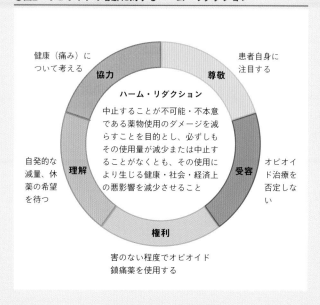

健康（痛み）について考える

協力

尊敬

患者自身に注目する

ハーム・リダクション
中止することが不可能・不本意である薬物使用のダメージを減らすことを目的とし、必ずしもその使用量が減少または中止することがなくとも、その使用により生じる健康・社会・経済上の悪影響を減少させること

受容

オピオイド治療を否定しない

理解

自発的な減量、休薬の希望を待つ

権利

害のない程度でオピオイド鎮痛薬を使用する

精神作用性物質について、必ずしもその使用を減量または休止することがなくとも、その使用により生じる健康・社会・経済上の悪影響を減少させることを主たる目的とする政策・プログラムとその実践である」と説明されています。このハーム・リダクションの考えかたこそ、オピオイドの嗜癖の治療となります（図2）。**痛みの治療におけるオピオイドの必要性を否定せず、適正なオピオイド治療に導くという考えかたが重要**です。時間をかけて患者の意思を尊重しながら、生活の改善のためのオピオイド治療について話し合い、無理やりではなく、患者の自発的な行動を待って減量、休薬を促します。

　もし、痛みの治療にオピオイドが必要であると判断されれば、必要最小限の量のオピオイド治療を継続します。また、**長時間作用性のオピオイド製剤を定期的に使用するようにし、レスキュー薬（頓服薬）としての短時間作用性のオピオイド製剤の使用を控えます（中止する）**。

太宰治とオピオイド依存（嗜癖）

　文豪「太宰治」は、腹膜炎を患った際に使用したオピオイドの嗜癖に陥りました。太宰治がオピオイドの嗜癖に陥った理由は、彼の背負ってきた宿命にあります。彼が抱えていたスティグマや孤立といった問題です。

　彼が抱えていたスティグマは、彼が残した『苦悩の年鑑』から読み取れます。彼は「私の生れた家には、誇るべき系図も何も無い。どこからか流れて来て、この津軽の北端に土着した百姓が、私たちの祖先なのに違いない。私は、無智の、食うや食わずの貧農の子孫である。（中略）私の家系には、ひとりの思想家もいない。ひとりの学者もいない。ひとりの芸術家もいない。役人、将軍さえいない。実に凡俗の、ただの田舎の大地主というだけのものであった」と記載しています。文学の世界に入り、多くの著名人と交流を深めるにつれて彼が抱えていった自己スティグマこそが彼のオピオイドの嗜癖の背景です。

　彼の孤立に関しては、「理想の高い人物は、どうしても一時、孤立せざるを得ない工合になってしまうものらしい。淋しいから、不便だからと言って、世の俗悪に負けてはならぬ。（『正義と微笑』より）」「寂しいときに、寂しそうな面容をするのは、それは偽善者のすることなのだ。寂しさを人にわかって貰おうとして、ことさらに顔色を変えて見せているだけなのだ。（『駈込み訴え』より）」「私はいつでも独りで居る。そうして、独りで居るときの私の姿が、いちばん美しいのだと信じている。（『駈込み訴え』より）」などの彼が残した書から、自身の孤立を意識していたことが容易にうかがえます。

おわりに

　オピオイド依存（嗜癖）は「**スティグマを抱えた患者の孤独の病**」と考えると、ケミカルコーピングは「**人に癒されることができず生きにくさを抱えた人の孤独な自己治療**」ととらえることができます。これらの問題を抱えた患者への対応は「**時間をかけて、安心して心の痛みを話せるような患者・医療者の関係（癒しの環境）を築き、適切なオピオイド治療に導くこと**」です。

●引用・参考文献●

1) Bruera, E. et al. The frequency of alcoholism among patients with pain due to terminal cancer. J Pain Symptom Manage. 10（8）, 1995, 599-603.
2) Del, FE. Assessment and management of chemical coping in patients with cancer. J Clin Oncol. 32（16）, 2014, 1734-8.
3) Kwon, JH. et al. A pilot study to define chemical coping in cancer patients using the delphi method. J Palliat Med. 18（8）, 2015, 703-6.
4) 山口重樹. 麻酔科医の薬物依存、オピオイドならではの恐ろしさ、"開始はよいよい、中止は怖い". LiSA. 27（4）, 2020, 384-93.
5) 松本俊彦.【薬物依存症に対する最近のアプローチ】専門医でなくてもできる薬物依存症治療 アディクションの対義語としてのコネクション. 精神科治療学. 32（11）, 2017, 1405-12.
6) 成瀬暢也.【オピオイド・クライシスから学ぶ非がん性慢性疼痛に対するオピオイド鎮痛薬の適正使用】オピオイド依存に陥った慢性疼痛患者の対応. ペインクリニック. 39（12）, 2018, 1591-602.
7) 成瀬暢也. ハームリダクションアプローチ やめさせようとしない依存症治療の実践. 東京, 中外医学社, 2019, 1-5.

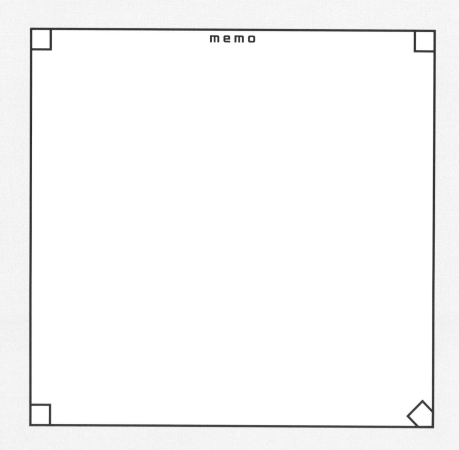

ｍｅｍｏ

医師が語る
精神症状と体の痛み

足立康則（あだち・やすのり）　愛知県厚生農業協同組合連合会 安城更生病院 緩和ケア内科
緩和医療センター長／緩和ケア内科代表部長／特任院長補佐

はじめに

　緩和ケア病棟や緩和ケアチームの現場では、こんな患者さんに遭遇します。強い痛みや長く続く痛みのある患者さんが、気分が沈んだり、強い不安を抱えたりして精神的にも苦しんでいる。あるいは、痛みの原因は何かと一日中考え込んだり、病気のことで落ち込んだりしている患者さんが、そうでないかたよりも痛みなど身体的な苦痛を強く訴える。野球でたとえると、守備でのエラーが打撃に影響し、打撃の不調が守備にも影響するようです。不安や抑うつといった精神症状と痛みにはどのような関係があるのでしょうか。

精神症状と痛みの関係

　がんの経過全体（診断からサバイバーシップまで、あるいは終末期まで）を通じた痛みの有病率は平均53％です[1]。がん治療中に限ると、患者5人のうち約3人に痛みが生じます。一方、がん治療中の患者の約6分の1に抑うつを、約1/4にほかの気分障害を認めます[2]。つまり、**多くのがん患者に痛みと精神症状が存在**しています。

　がん患者に発症したうつ病は、痛みやそのほかの身体症状に関連するだけでなく、治療アドヒアランスの低下や入院期間の延長、自殺率の上昇、希死念慮の増大、QOLの低下とも関連すると報告されています[3]。また、不安と痛みもしばしば併存し、一方が存在すると他方の症状を増悪させます[4]。SpiegelとCleelandによると、転移のある乳がん患者を対象とした研究において、抑うつ的で、痛みはがんの進行を示していると考えていた患者は、そ

うでない患者よりも強い痛みを感じていました[5]。**痛みが精神症状に影響を与えるだけでなく、精神症状もまた痛みに影響を与えており、両者の影響は双方的**だといえます。

　がん患者は痛みについての心配や、痛みによる機能の制限について話そうとしない傾向があります。その理由には、痛みが病気の進行や再発を意味するのではないかという恐怖や、治療医に自分が弱ったとみられたりがん治療の副作用とみなされたりすることでがん治療を弱められるのを避けたいという希望、治療医をがっかりさせたり気を散らせたくないとか、薬を欲しがっていると思われたくないという思いのほか、そもそもがんの痛みを緩和する方法があると思っていないことがあります[4]。痛みについて医療者に相談しないと、痛みのコントロールは不良となり、緩和されない痛みは精神症状を増悪させます。患者がこのような悪循環に陥らないようにするために、**痛みと精神症状について医療者から積極的にかかわっていく必要があります**。また、**患者の誤解を正すような患者教育（例：「がんの痛みを緩和する方法はある」）も重要**です。

　患者が痛みについて話してくれた場合にも、注意すべきことがあります。Grossman らは患者と医療者の間の痛みの評価の不一致を調べました。この研究によると、痛みの評価が弱い〜中等度までは患者と医療者の評価はよく一致していましたが、痛みが重度になるとこの関係は崩れました[6]。著者らは、0〜10 の評価で 7 以上の痛みになると、医療者の評価能力は信頼できなくなると結論づけています。われわれ医療者は、痛みという主観的な症状の程度を、客観的に評価することの限界について学ぶべきかもしれません。一方、**患者教育もまた、痛みの治療においては有用である可能性**があります。患者がオーバーリアクションだと思われるような振る舞いをしないで痛みを訴えるよう指導を受けると、訴えはより信頼されるようになり、適切な治療を受けることができるようになるとされています[7]。

精神症状と痛みの治療

　精神疾患の治療においては、身体的な原因がないかをまず確認することが原則です。**心理的な要因については、身体的な要因がないことが確定してから評価**します。痛みと精神症状の合併においてもそれは変わりません。まず

は痛みを引き起こす身体的な要因を診断し、痛みのコントロールを優先しましょう。痛みが重度だと、精神症状を正確に評価できません。パーソナリティ（気質）に関連するとされる症状も、痛みの存在によって大きく影響を受けます。

　一方、抑うつと痛みの経時的な関連を調べた研究では、痛みが改善することによる抑うつへの効果より、抑うつが改善することによる痛みへの効果の方が大きいとしています[8]。Wang らは、がん患者の痛みと抑うつ症状の両方を同時にスクリーニング、モニタリング、治療することが重要だと結論づけています。実際、痛みへの介入を優先するといっても、精神症状を放置することはありません。われわれも臨床においては、**痛みのコントロールを優先して進めつつ、同時に精神症状にも目を向け、介入が必要と判断されれば速やかに治療**しています。

　痛みに対する治療は他項で詳細に論じられていますので、精神症状への介入、特にがん治療中の精神症状に対して用いられるものを次に示します。

1. 非薬物療法

認知行動療法

　認知行動療法の目標は、**患者が痛みをコントロールできるという実感が得られるように導く**ことです。痛みの知覚と思考過程に焦点を合わせた認知に関する治療と、患者が痛みと向き合うための行動パターンを変化させる行動に関する治療から構成されています。

催眠療法

　一般的に、**催眠療法では、臨床家は患者が自分自身の意識に焦点を合わせ、想像力を用いて症状や感情的反応においてよい変化を経験するように促します。**

イメージ療法と組み合わせたリラクセーション

　リラクセーションという用語はさまざまな定義で用いられていますが、ここでは、筋の緊張状態を体系的に弛緩させるものとします。がんの痛みに対して用いられる場合、**イメージ療法と組み合わせ、痛みの信号の知覚と解釈を変換することにより痛みの軽減を狙います。**

2. 薬物療法

抗不安薬

　即効性を期待して処方されることがあります。薬物相互作用において利点を有するロラゼパムや、アルプラゾラムがよく使用されます。**ベンゾジアゼピンはせん妄を引き起こすリスクがあるため、注意が必要**です。

抗うつ薬

　うつ病と診断される場合に適応となります。**効果が得られるまでに1カ月以上かかるため、予測される生命予後を考慮する必要があります。**

● 引用・参考文献 ●

1) van den Beuken-van Everdingen. Chronic pain in cancer survivors: A growing issue. J Pain Palliat Care Pharmacother. 26（4）, 2012, 385-7.

2) Mitchell, AJ. et al. Prevalence of depression, anxiety, and adjustment disorder in oncological, haematological, and palliative-care settings: A meta-analysis of 94 interview-based studies. Lancet Oncol. 12（2）, 2011, 160-74.

3) Syrjala, KL. et al. Psychological and behavioral approaches to cancer pain management. J Clin Oncol. 32（16）, 2014, 1703-11.

4) Thielking, PD. Cancer pain and anxiety. Curr Pain Headache Rep. 7（4）, 2003, 249-61.

5) Spiegel, D. et al. Pain in metastatic breast cancer. Cancer 52（2）, 1983, 341-345.

6) Grossman, SA.et al. Correlation of patient and caregiver ratings of cancer pain. J Pain Symptom Manage. 6（2）, 1991, 53-7.

7) Price, JR. "Psychological and psychiatric interventions in pain control". Oxford Textbook of Palliative Medicine. Cherny NI et al. ed. Oxford, Oxford University Press. 2017, 614-26.

8) Wang, HL. et al. Predictors of cancer-related pain improvement over time. Psychosom Med. 74, 2012, 642-7.

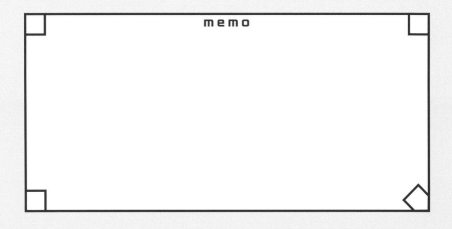

memo

ロッカールーム❷　ナースルーム（1）

看護師が語る　薬物以外の疼痛緩和（セルフケア支援、環境調整など）

大津裕佳（おおつ・ゆか）　三菱京都病院 看護部 緩和ケア病棟　副師長／緩和ケア認定看護師

誰でも痛みが和らぐ経験をしたことがあると思います

　私たちはこれまでさまざまな痛みを体験しています。子どものころに痛みを感じたとき、親に「痛かったね、痛かったね」と共感してもらい、「痛いの、痛いの、飛んでいけ」と痛いところをさすってもらったことで、痛みが和らいだことがあるかもしれません。

　大人になった今でも、気が紛れることで痛みが和らぐことはありませんか。頭が痛くて薬を飲んでも完全に治まらないときに、好きなテレビ番組をみたり、好きなアーティストの音楽を聴いたり、自分の趣味に夢中になっていたりすると、痛みのことを忘れていた、なんてことは、皆さんも経験されたことがあるのではないでしょうか。

痛みの定義と性質

　国際疼痛学会によると、**痛みはその人にしかわからない主観的な体験**であり、身体だけで決まることではなく、気分や気力、痛みの意味などがさまざまな程度で影響する、と定義されています。

　また、トータルペインの考えかたでは、苦痛には、身体的、精神的、社会的、スピリチュアルな側面があり、それぞれが別の側面に影響を与えているとされています。たとえば身体症状が緩和できた場合の影響を考えてみると、日常生活の支障が減り人と話すことができて、人とのつながりが回復できます。「人に迷惑をかけている」といったスピリチュアルなつらさが減ります。もとどおりに近い生活ができることで社会的なつらさが減ります。周囲との交流ができると、不安などの精神的なつらさが減ります。

179

●図1　痛みの閾値を上げるもの、下げるもの

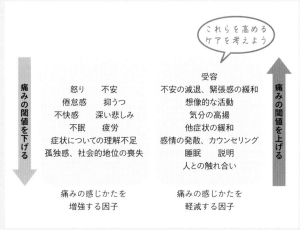

文献1、2を参考に作成

　さらにがん患者の場合には、がんによる痛み以外の痛みや治療の副作用による身体的苦痛、家族や社会での役割喪失などの社会的苦痛、怒りや不安、不眠といった精神的苦痛、なぜ自分ががんになってしまったのか、生きている意味が感じられないといったスピリチュアルな苦痛を抱えていることを考慮する必要があります。これらの苦痛は薬だけで緩和することはできず、ケアが必要になります（二刀流です）。

　このように、**痛みには個人ごとにさまざまな要素が絡み合っています**。また、痛みの強さの感じかたに影響する因子が知られています（図1）。**痛みの閾値を上げるとは、痛みを感じにくくするという意味**です。

　痛みの強さをコントロールする機構を説明するゲートコントロール理論とは、痛みを感じたときにその痛みの部位の周辺に触覚、圧覚、振動覚の刺激を与えると、痛みの信号通路のゲートが閉ざされるため、痛みが緩和される理論のことです。

普段行っていることで、痛みの閾値を上げる例

1.　心地よいケアの例
・保清（入浴、清拭、手浴、足浴、口腔ケア）

- マッサージ：保湿剤を塗布するときに優しくマッサージする
- 音楽療法：好きな音楽を聴く、歌を歌う
- 心地よい香り：アロマセラピー、自宅の洗剤や柔軟剤の香り
- 温罨法
- 気分転換活動：日光浴、散歩、季節の行事、ガーデニング、買い物など

2. セルフケアのための環境調整の例

- 予防的な薬剤の使用：体動時の疼痛を緩和する
- 個別の日常生活援助：疼痛が原因でできないことや患者が依頼したことを支援する
- 福祉用具の活用：ベッドと洗面所やトイレまでの距離を近くする、手すりをつけるなどの住宅改修をする、補助具を使用する
- ポジショニングや動きかたの工夫

3. 他者とのつながりの例（チームアプローチ）

- 公認心理師が不安や心配を抱える患者にかかわり、心理的なサポートを行う
- 薬剤師が薬剤についての患者の不安を聞き取り、薬剤の使用方法について患者の理解を深めるよう援助する
- メディカルアシスタントが何気ない会話を患者と交わす
- 宗教家によるこころのケア
- ボランティアによる日常性の回復
- 家族や友人との会話の促進

　以上のような例は、患者にかかわるときに日ごろから私たちが行っていることです。**患者の身体的、精神的、社会的、スピリチュアルな苦痛（トータルペイン）が和らげば、それによりさらにそのほかの側面の痛みが和らぐ、**と考えることができます。

痛みの看護のために心がけること：ケアリング

　これまで述べてきたように、**痛みの原因や対処方法は患者によって異なるため、チームでさまざまなアプローチを行うことが効果的です**が、それでも

必ず効果があるとは限りません。

　ケアリング理論によると、積極的な気遣いや関心をもって患者に接することがケアの要素の一つであり、患者とともに看護者も癒やされると述べています。私たち看護師は、患者を気遣い、関心をもち、信頼関係を築きながら、患者の痛みやそれ以外の苦痛について把握し理解し、どのような方法がよいかチームで話し合うことが大切です。

　気遣いや関心を持って患者と接すれば、どのようなケアがよいのか自然にわかってきます。普段なにげなく行っている清拭、足浴、手浴、散歩を、ケアリングを意識しながら行ってみてください。そうすれば患者の痛みの閾値はさらに上がり、そのかかわりのなかで私たちも癒やされることになると思います。

　精一杯の治療やケアでも疼痛緩和がうまくいかないときもあります。治療の限界を感じても患者のそばに居続けることは、患者が求めていることであり、看護師に求められていることだと思います。

どんなに手ごわいピッチャー（痛み）でもバッターボックスに立ち続けよう！

●引用・参考文献●
1）Twycross,RG. 武田文和ほか監訳. トワイクロス先生の緩和ケア：QOL を高める症状マネジメントとエンドオブライフ・ケア. 東京, 医学書院, 2018, 82.
2）恒藤暁ほか編. 緩和ケア. 東京, 医学書院, 2020, 88（系統看護学講座. 別巻）.

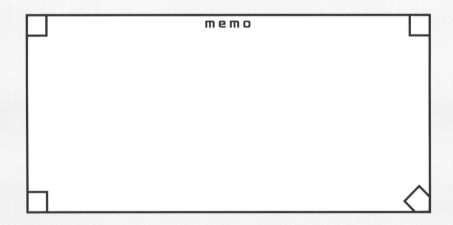

memo

看護師が語る
疼痛コントロールに役立てる
アセスメントのポイント

岡山幸子（おかやま・さちこ）宝塚市立病院 看護部 緩和ケア病棟　看護師長
大西アイ子（おおにし・あいこ）同　看護副部長

全人的苦痛（トータルペイン）でアセスメントすること

　がん患者が体験している苦痛は複雑です。そのため、がん疼痛をアセスメントするときには、グラウンドを守る野手全体を見ることができるキャッチャーのような幅広い視点、**全人的苦痛（トータルペイン）の視点が重要**です。全人的苦痛（トータルペイン）を構成するのは、身体的苦痛・精神的苦痛・社会的苦痛・スピリチュアルペインの4要素です。

アセスメントのポイント
①身体的苦痛

　がん疼痛のアセスメントの要。痛み、息苦しさ、日常生活の支障などが含まれます。打線でいうならばトップバッターの切り込み隊長であり、身体的苦痛がトップバッターとして、次の苦痛の視点につなげていくことができます。

②精神的苦痛

　不安、うつ状態、恐れ、怒りなどが含まれます。

③社会的苦痛

　仕事上の問題、人間関係、経済的な問題、家庭内の問題などが含まれます。**病気を取り巻く問題にもきめ細やかな対応が必要であり、マネージャーのような存在**です。

④スピリチュアルペイン

　人生の意味、罪の意識、苦しみの意味、死の恐怖などが含まれます。試合の勝負を決めるリリーフで守護神のような存在となります。

身体的苦痛にフォーカスを当てよう

　痛みの神経学的分類と特徴を使い分けて、4番打者を送り込みましょう。**痛みは大きく分けると「侵害受容性疼痛：内臓痛・体性痛」と「神経障害性疼痛」に分類されます。**

1. 内臓痛

　痛みの部位が不明瞭で、部位が特定されません。患者は「ず～んと痛い、押されるような鈍い痛み」などと表現することが多いです。消化管閉塞に伴う通過障害、肝臓の転移などが原因です。幅広い球種をもつ投手（痛み）です。

2. 体性痛

　痛みの部位が明瞭で、患者は「この場所が痛い、ズキっと痛い」と表現することがあります。持続痛が体動時に増強します。たとえば、骨転移の局所の痛み、術後早期の創部痛も含まれます。局所に狙いを定めてくるコントロールタイプの投手（痛み）です。

3. 神経障害性疼痛

　障害神経支配領域のしびれを伴う痛みであり、患者は「電気が走るような」「針で刺すような」「焼けるような」などと表現します。たとえば、がんの腕神経叢浸潤に伴う痛み、脊髄圧迫に伴う痛み、仙骨神経叢などに直接浸潤による痛みです。また、ときどき、驚くようなピッチャー（痛み）がおり、がん薬物療法後の手足の痛み、帯状疱疹後神経痛も含まれます。球種が多いピッチャーです。

　これらの痛みの分類が必要な理由は、痛みの種類（ピッチャー）によって、使用するバッター（薬剤）が異なるからです。以降、痛みのアセスメントを詳細にみていき、重要な局面で監督（医師）が、それぞれの痛みに合わせたリリーフ（薬剤）を投入し、試合展開できることを目指しましょう。

痛みのアセスメントを各ポイントでみていこう

1. 日常生活への影響：キャッチャーのような広い視点で！

　痛みが睡眠や、食事、排泄、移動などの日常生活にどのような影響を与えているかを確認していきましょう。キャッチャーのような広い視点が必要です。特に、**夜間の睡眠が妨げられていないかを確認する**ことが大事！

2. 痛みの部位：ピッチャーのようなコントロール力で！

　がん疼痛は、どの部位が痛むのかをフォーカスします。痛みの部位を特定しましょう。ピッチャーに求められるコントロール力を働かせます。

3. 痛みの性状：ファーストのような正確な捕球で！

　次に痛みの性状を聞いていきましょう。捕球が主なファーストのように、取りこぼさないように！

4. 痛みの強さ：セカンドのような判断能力で！

　セカンドの視点に求められるのは、痛みの強さを聞いていくこと。NRS（numeric rating scale）などを用いて確認するのがよいでしょう。尋ねるときには、「最も強い痛みを10点、最も弱い痛みを0点としたら、今の痛みは数字で表すと何点になりますか」など、尋ねてみます。このようなスケールは、**患者、家族、医療者が共通理解して痛みの強さを理解できる手段となります**。

5. 痛みのパターン：サードの俊敏性で！

　反射神経、俊敏性が求められるサード。ここでの役割は、痛みのパターンを聞いていくこと。①ほとんど痛みがない、②普段ほとんど痛みはないが、1日に何回か強い痛みがある、③普段からずーっと強い痛みがあり、1日のなかで波がある、④1日中ずーっと痛い、の4パターンに分かれます（図1）。

6. 痛みの増悪因子：ショートのような守備範囲の広さで！

　守備範囲の広さに応じて、**患者の痛みが何によって増悪されているのかを考えます**。患者の痛みを取り巻く環境をしっかり考えていきます。

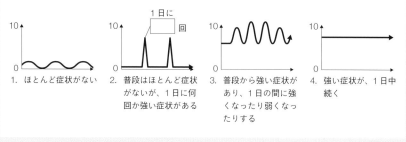

文献1より

7. 現在行っている治療の反応：レフトのように守備位置を変更し打球を処理する

　患者が痛みの治療を行っている場合、治療に伴って痛みは変化することがあります。ゴロを止められるように、患者の痛みが変化している打球に応じてキャッチしていきます。**現在行っている薬物治療、治療の効果、治療による副作用にも注目**しましょう。

8. レスキューの効果：センター守備範囲の広さと外野手への適切な指示を！

　センターが打球の行方を正確にとらえる嗅覚のように、レスキューの使用後の感覚をとらえていきましょう。「患者のレスキューの使用回数は何回か」「使用している時間はどの時間か」「定時薬の切れ目の痛みかどうか」「体動前後に使用しているのか」。レスキューの使用回数をとらえて、定期薬の増減、レスキューの使用量の調整、レスキューの使用時間の調整などが可能となります。

9. 痛みの意味：ライトのスピード感で！

　イチロー選手がホームベースへ返球（バックホーム）するとき、レーザービームのような猛スピードで投げることで知られていたように、**患者の痛みの意味を早く知りましょう**。よくよく話を聴いてみると、「今まで悪いことをしてきたので、この痛みは罰だと思っています」のような自責感をもつ患者もいま

きたので、この痛みは罰だと思っています」のような自責感をもつ患者もいます。患者の価値観によっては、「痛みは我慢するものだ」という概念をもっている患者もいます。

鎮痛薬使用の4原則

最後に WHO 方式によるがん疼痛に対する薬物療法の5原則は、2018 年の改訂より、鎮痛ラダーに沿って鎮痛薬を選ぶ（by the ladder）が削除され、次の4原則となったことを押さえておきましょう。

①経口的に（By mouth）：可能なかぎり、経口投与で行う。

②時間を決めて（By the clock）：決められた時間に必ず服用する。

③患者ごとに（For the individual）：患者個々の痛みの感じかたが異なるということを理解し、痛みの評価を包括的に行う。

④そのうえで細かい配慮を行う（With attention to detail）：薬剤の名前、使用理由、用法・用量など必要な情報を書面で渡す。副作用などについても情報提供する。

●引用・参考文献●

1) OPTIM：がん対策のための戦略研究「緩和ケア普及のための地域プロジェクト」．OPTIM プロジェクト．パンフレット等．評価ツール．「7. 痛みの経過シート」．http://gankanwa.umin.jp/pdf/tool07.pdf

2) World Health Organization. WHO guidelines for the pharmacological and radiotherapeutic management of cancer pain in adults and adolescents. 2018.

3) 特定非営利活動法人日本緩和医療学会ガイドライン統括委員会編．がん疼痛の薬物療法に関するガイドライン　2020 年版．東京，金原出版，2020，200p.

4) 淀川キリスト教病院ホスピス編．緩和ケアマニュアル．大阪，最新医学社，2007，275p.

5) Twycross, R. et al. 武田文和監訳．トワイクロス先生のがん患者の症状マネジメント．第2版．東京，医学書院，2010，528p.

memo

看護師が語る 麻薬に抵抗感・恐怖感を示す 患者へのアプローチ

林 ゑり子（はやし・えりこ）　横浜市立大学 医学部看護学科 がん看護学　がん看護専門看護師

はじめに

　がん患者の疼痛出現頻度は、根治術後や抗がん治療中で約40～55%です（表1）。特に、がん治療中の患者の場合には、抗がん治療が順調に実施できるように、患者が副作用（有害事象）へのセルフケアを高めたり、がん治療への意識も高く、がん治療を遂行していきたい思いを強く持っていたりする状況ともいえます。そのうえで、がん患者の治療やケアへの思い、生活に応じたがん治療や、**がん疼痛治療への多様化する価値観を配慮したかかわり**が必要です。

　一方で、日本では、がん患者がオピオイドの使用をためらう傾向にあります。患者がオピオイドの使用をためらう要因（barrier）を定量的に測定する手段として最もよく用いられる Barrier Questionnaire では、患者がオピオイドの使用をためらう要因として8つの項目が抽出されています（表2）。

がん患者がオピオイドの使用時に考え得る懸念

　臨床場面において、外来通院中の患者のなかには、経口抗がん薬は確実に

●表1　がん性疼痛の出現頻度

患者の状態	1996年～2005年9月	2005年9月～2015年
根治治療後	33%	39%
抗がん治療中	59%	55%
進行・転移・終末期	64%	66%

文献1より

●表2　Barrier Questionnaire の8項目

1. 精神依存（「麻薬中毒」）になる
2. 徐々に効果がなくなる
3. 副作用が強い
4. 痛みは病気の進行を示す
5. 注射がこわい
6. 痛みを治療しても和らげることができない
7. 痛みを訴えない患者は「良い患者」であり、良い患者でいたい
8. 医療従事者は痛みの話をすることを好まない

文献2より

内服されていても、鎮痛目的で処方されている医療用麻薬の残数が多く、実は内服していなかったことがわかる症例もあります。医療用麻薬が処方になり、次の外来では、定時薬を内服していなかったこともあり、患者に理由を尋ねると「痛みは病気の進行を示す（から除痛しない）」「依存や中毒が怖い」と話されることもあります。

　日本における患者のオピオイドについての認識について、森田らが、一般人口 5,000 人の全国調査を行い、約30％が「モルヒネは中毒になる」「モルヒネは寿命を縮める」などのオピオイドについて「誤解」があることを明らかにしていることと一致しています[3]。

　近藤らは、がん患者に Barriers Questionnaire を用いた調査を行った結果、モルヒネに関する高頻度にみられた心配は、**「病気の進行への心配（「痛みがあるのは病気が重くなっているためである」など）」「耐性の心配（「痛みが強くなったときに効かなくなる」など）」「習慣性の心配（「痛み止めの薬は習慣性が起こるので危ない」など）」**と示しました[4]。

　吉田は、鎮痛薬の使用に関して「依存性に対する懸念」、「副作用への不安」をあげました[5]。

　がん患者はオピオイドに対して、（1）「麻薬中毒になる」「寿命を縮める」など、誤解に対する説明が必要であること、（2）鎮痛とバランスの取れた副作用、特に眠気などの精神症状に配慮すること、および（3）「最後の手段」といった死を連想させることに対する配慮が重要であると、医療者も理解しており、オピオイドの誤解や依存性がないことを強調して臨床現場では教育しています。これらは、今も続く、がん患者がオピオイドの使用時に考え得る懸念の内容です。

●表3　患者個々の意識に応じた臨床的対応の例

患者の意識	臨床的対応
「麻薬中毒になる」「寿命を縮める」などの誤解	● 誤解に対する患者の考えを把握する ● その考えをもとに、オピオイドに関する説明を行う
副作用への心配	● 鎮痛効果とバランスの取れた副作用対策を行う ● 精神症状に配慮する
「最後の手段」など、死を連想させること	● 「楽になる」だけではなく、オピオイドを使用することで「できないことができる」ようになることを伝える ● 死の不安に対する精神的サポートを提供する

臨床現場におけるがん疼痛に関連するかかわり

　がん疼痛マネジメントについては、がん疼痛のある患者に、個々に応じた教育とフォローアップを行うケアが必要です（表3）。たとえば、**オピオイドの認識を把握し誤解を修正し、オピオイドの使用に関してのコーチングなどを行うことで、正しい知識の習得だけではなく、痛みの緩和にも効果的であったと示唆されています**。これは、がん患者のがん治療への思いや、日常生活上での日常生活の支障などを、患者の意見を聞くことからかかわりへつなげていくことへの重要性を示しています[6]。

おわりに

　筆者の場合、外来の待合室に座っているがん患者に積極的に声をかけ、**患者の日常生活や考えかたなどを知ることによって、がん患者の医療用麻薬への抵抗感を理解する場を活用**しています。その際は、**患者の考えかたをひととおり聞き、理解したうえで、信頼関係を構築**するようにしています。そのうえで、「痛みによって支障をきたしている生活動作や困りごとに対応してみませんか」と提案し、支援をしています。

●引用・参考文献
1) van den Beuken-van Everdingen, MH. et al. Update on Prevalence of Pain in Patients With Cancer: Systematic Review and Meta-Analysis. J Pain Symptom Manage. 51（6）, 2016, 1070-1090.e9.

2）特定非営利活動法人日本緩和医療学会ガイドライン統括委員会編．がん疼痛の薬物療法に関するガイドライン　2020年版．東京，金原出版，2020，200.

3）Morita, T. et al. Knowledge and Beliefs About End-of-Life Care and the Effects of Specialized Palliative Care:A Population-Based Survey in Japan. J Symptom Manage. 31（4），2006, 306-16.

4）近藤由香ほか．痛みのある外来がん患者のモルヒネ使用に対する懸念と服薬行動に関する研究．がん看護．16（1），2002，5-16.

5）吉田みつ子．痛みのある癌患者の日常生活の安寧感と痛みのコントロール．日本看護科学会誌．17（4），1997，56-63.

6）Thomas, ML. et al. A randomized, clinical trial of education or motivational-interviewing-based coaching compared to usual care to improve cancer pain management. Oncol Nurs Forum. 39（1），2012, 39-49.

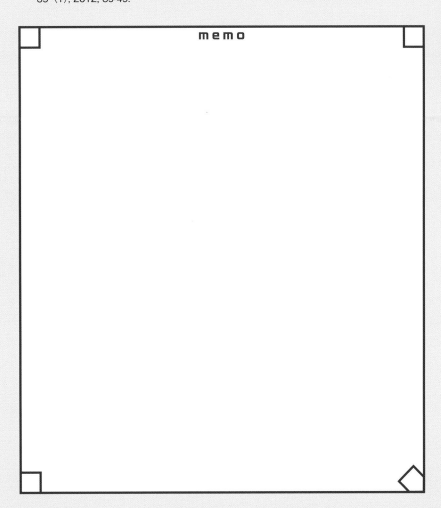
memo

看護師が語る　麻薬に抵抗感・恐怖感を示す患者へのアプローチ

作業療法士が語る疼痛緩和とリハビリテーション

南島翔太（みなみしま・しょうた）　愛知県がんセンター リハビリテーション部　作業療法士

はじめに

　疼痛緩和とは、痛みをトータルペイン[1] として考えるということです。だからこそ、薬剤を扱えない職種である作業療法士の出番があります。患者にとって、痛みは分けて考えることができないものですが[1]、われわれが働きかけを行っていくうえではどうしても入り口や間取りが必要となります。それが、「身体的苦痛」「精神的苦痛」「社会的苦痛」「スピリチュアルペイン」の4つの背景です。相互に影響し合うこの痛みに対して医療チームがどう守るか、そのなかで作業療法士として何ができるか、患者と向き合いながら今まさに続いている葛藤を伝えたいと思います。

身体的苦痛には、多職種からのアプローチが必須

　身体的苦痛に対しては、薬剤が最も有効です。野球でいうと四番打者です。しかし、マッサージやリラクセーションなどは患者の満足度も高いです。また、痛みが生じにくい動作指導は多職種からも求められます。しかし、患者にとっては"リハビリテーション（以下、リハビリ）＝痛みが出る"というイメージが強く、実際にリハビリ後に痛みが出ることも少なくありません。リハビリ後の患者からレスキュー希望のナースコールが鳴ることは珍しくないでしょう。また、**痛みがあるなかでのリハビリは負荷を上げにくく、多くは受動的なアプローチやストレスケアにシフトチェンジします**。このような手堅い攻めは、どの打順にもあるのではないでしょうか。しかし野球は9人で1チーム。どの選手も必要です。

精神的苦痛への作業療法でのアプローチ

心理的苦痛には精神療法はもちろんのこと、忘れてほしくないのが作業療法です。"作業" には〈身体性、没我性、意味性〉という特性[2] が含まれています。これは適度に身体を動かすことや、対象の作業に没頭すること、取り組むことに価値や意味を見いだすことを指しています。**多くの作業がもつさまざまなリズムの繰り返しは、人に安らぎをもたらします。**

先行研究でも作業活動は "そのとき" の不安を低下させる効果[3] が示されており、当センターで緩和ケアチームと協力して実施した作業活動プログラムでも同様の結果が得られています[4]。作業療法でよく使われる編み物や革細工、陶芸などはもちろん、筋トレや歩行にもリズムがあります。このような**リズム的な要素が含まれる作業に取り組むことが、痛みや不安などから意識を外すことにつながります。**

最近の入院患者の持ち込み物品で、『数独』（3 × 3 のマスに区切られた 9 × 9 の正方形の枠のなかに 1〜9 までの数字を入れていくパズルゲームの一つ）を目にすることが多いですが、これも頭で考え、鉛筆という道具を使用し繰り返し記入、すべてを埋める目的を持ち、完成後は達成感や有能感が得られます。好きな人にとっては、"没我的" に過ごすためにもってこいのアイテムです。

薬剤という打者（バッター）に任せるのではなく、自分自身が得意な球種（作業）を狙って打席に立ち、ピッチャー（苦痛）と戦うのです。絶好調のバッターがリズムよくホームランやヒットを繰り返し放っている場面を想像してください。いわゆるゾーンに入るというのか、並のピッチャーが相手なら、自分のリズムで相手を意識しなくともどんどん出塁や得点していくでしょう。作業はそういった力を秘めています。

"その人らしさ" を引き出す支援

精神的・社会的苦痛は、進行期、終末期に入り、これまでできていた活動ができなくなってくることや、これまで担っていた役割が担えなくなるなど、いやでも明らかになります。たとえば家族の胃袋を支えてきた母親という役割、部下に慕われてバリバリ働いてきた会社員、これまでたくさんの人命を

救ってきた医師、釣り好き、旅行好き、あげたらもちろんきりがありません
が、人それぞれ"自分らしさ"を持っています。

　スピリチュアルペインについては、定義自体が定まらない[5]こともあり語
りにくいところですが、広く「dignity」を維持することのなかにあるのは間
違いないと思います。私は、その訳を「尊厳」などという厳かなものではな
く、「その人らしさ」とでもしたいと考えます。しかし病院で苦痛と戦ってい
ると、たちまちみんなそれを失い、"患者"になってしまいます。「dignity」
＝「その人らしさ」を失う苦痛がどのようなものなのか、どこにアプローチ
をすれば少しでもその苦痛が軽減するのか、これは多職種でかかわっていな
いと見えてこないところです。高度なチームプレーが要求されます。また、
それを理解するには時間も必要です。これはただケアをしている期間の長さ
ではなく、「その人らしさ」を作り上げてきた歴史に触れる時間となります。

　実際のところ作業療法士は算定上、毎回20分は患者と時間を共にするこ
とになります。場合によっては40分、60分となるわけであり、当センター
であれば平日は毎日20〜40分という連続した時間を1対1で共にします。
そのような職種もそうはいないのではないでしょうか。もちろんその時間の
多くはその日の体調についてだけではなく、趣味や思い出話、最近の時事ネ
タなど、さまざまな雑談を交わします。そこに「その人らしさ」が隠されて
います。

おわりに

　患者が、患者自身の価値あることに対して取り組む、話す、思い出してい
る瞬間は、紛れもなく「自分らしさ」を取り戻しており、その瞬間は普段意
識が向きがちな苦痛から距離を取ることができています。リハビリではその
瞬間を意図的に作り、その人らしく過ごせる時間を提供していきつつ、心身
による双方向の作用を働かせながらADL（日常生活動作）やQOL、苦痛軽
減に対しての支援を行っています。これは多職種の情報も得ながら、日々試
行錯誤しながら攻略していくものです。野球でたとえるとすれば、ピッチャ
ーの癖を見抜きながら、打順や守備のシフトなどチーム全体で策を練り、ヒ
ットを重ねて出塁して着実に点を取るというような攻めでしょうか。チーム
で得る1点です。

　以上、「身体的苦痛」「精神的苦痛」「社会的苦痛」「スピリチュアルペイン」
の４つの入り口のどれかから入り、私は今日もさまざまな苦痛と戦っている
患者の「その人らしさ」を引き出せる支援をしていきたいと思います。

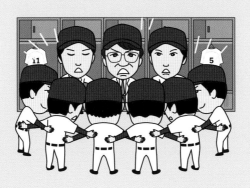

●引用・参考文献●
1）　シシリー・ソンダース. 小森康永編訳. シシリー・ソンダース初期論文集 1958-1966：トータ
　　ルペイン　緩和ケアの源流をもとめて. 京都, 北大路書房, 2017, 264p.
2）　山根寛. 道具としての作業・作業活動の特性. ひとと作業・作業活動. 東京, 三輪書店,
　　1999, 48-62.
3）　高原世津子ほか. 作業活動の精神機能, 身体機能への影響について－ STAI, NK 活性を用いた
　　定量的評価の試み, 第一報－. 作業療法. 20（1）, 2001, 52-8.
4）　南島翔太. がん患者における不安傾向と作業療法アプローチの可能性. 第8回 日本がんリハビ
　　リテーション研究会抄録集. 2018.
5）　アンドリュー・グッドヘッドほか編. 小森康永ほか訳. みんなのスピリチュアリティ：シシリ
　　ー・ソンダース, トータルペインの現在. 京都, 北大路書房, 2020, 376p.

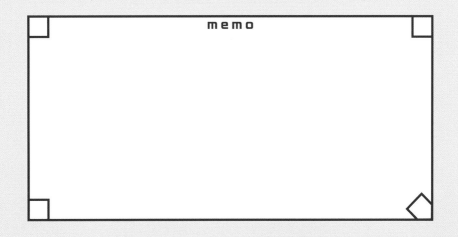

memo

本書は、小社刊行の雑誌『YORi-SOU がんナーシング（旧 プロフェッショナルがんナーシング）』2016 年 3 号（6 巻 3 号）特集「気分は名監督！ ベストな采配がわかる　おくすり選手名鑑 オピオイド 29 剤＋非オピオイド 11 剤」に加筆・修正し、最新情報を大幅に追加して単行本化したものです。

YORi-SOU BOOKS

がん疼痛治療のおくすり選手名鑑

－はたらきごとのチーム分けで
特徴・使い分け・ケアポイントが
パッとつかめる！

2022年4月1日発行　第1版第1刷

編　著	下山 理史
発行者	長谷川 翔
発行所	株式会社メディカ出版
	〒532-8588
	大阪市淀川区宮原3-4-30
	ニッセイ新大阪ビル16F
	https://www.medica.co.jp/
編集担当	深見佳代
編集協力	瀧本真弓
装　幀	北尾 崇（HON DESIGN）
イラスト	富 圭愛
組　版	株式会社明昌堂
印刷・製本	株式会社シナノ パブリッシング プレス

ISBN978-4-8404-7861-8　　Printed and bound in Japan

当社出版物に関する各種お問い合わせ先（受付時間：平日9：00〜17：00）
●編集内容については、編集局 06-6398-5048
●ご注文・不良品（乱丁・落丁）については、お客様センター 0120-276-591